57

RECETTES FACILES DE JUS DE FRUITS ET DE LÉGUMES : TOUTES LES INFORMATIONS POUR AMÉLIORER VOTRE ALIMENTATION VIVRE UNE VIE PLUS SAINE, VOUS SENTIR BIEN ET PERDRE DU POIDS SANS JAMAIS REVENIR EN ARRIÈRE !

SOMMAIRE

LE GUIDE PRATIQUE DES JUS DE FRUITS ET DE LÉGUMES

Introduction

Bienvenus dans ce Guide Pratique des Jus de Fruits et De Légumes. **Nous sommes nous-mêmes de grands enthousiastes de la fabrication de jus.** Nous avons même créé deux Blogs à ce sujet :
http://www.perdreduventre.tv, de http://www.monateliersante.com

Consommer suffisamment de légumes et de fruits au quotidien est pratiquement impossible.
Nos lecteurs nous demandent souvent comment ils pourraient manger 5 rations de fruits et de légumes... Sans y passer leurs journées.

Chacun sait pourtant qu'il est très important de consommer ces fruits et ces légumes de façon quotidienne.

C'est un sujet de santé publique.

Les bénéfices pour la santé de la consommation quotidienne de fruits et de légumes sont incontestables et la constatation de leurs bienfaits fait l'unanimité.

QUE FAIRE ?

Pour nous aider, on pourra constater qu'il est beaucoup plus simple de consommer ces mêmes fruits et légumes sous forme de jus, qu'entiers.

Plus besoin d'ingérer des paniers de légumes, la juste quantité de nutriments tient dans un verre de jus hautement digeste.
Beaucoup de nos lecteurs nous posent régulièrement des questions sur la fabrication des jus et sur la façon dont ceux-ci peuvent les aider à perdre du poids, à adopter un mode de vie plus sain, à avoir plus d'énergie ...

Nous avons décidé de rassembler les réponses à toutes ces questions dans ce livre.

Nous, c'est une équipe d'utilisateurs convaincus réunis autour du fondateur de www.perdreduventre.tv, de www.monateliersante.com : Oscar Valdemara. Des hommes et des femmes qui, malgré leurs profils différents rencontraient tous les mêmes problèmes : perte d'énergie, prise de poids, problèmes digestifs, problèmes de peau, maladies...

Des hommes et des femmes qui expérimentent l'impact négatif de leur alimentation, jour après jour, sans croire aux miracles ni aux solutions extrêmes.

Ce livre est l'aboutissement de l'expérience cumulée sur les 15 dernières années.

Pour ceux d'entre vous qui viennent de découvrir la fabrication de jus récemment, ne pensez pas que ce guide n'est pas pour vous. Nous commencerons par les bases et passerons par toutes les étapes qui mènent à l'expertise.

Pour les pratiquants aguerris, nous vous réservons quelques perles peu ou pas connues et des astuces secrètes pour la fabrication de jus.

Nous commencerons avec le choix des outils : mixeur, centrifugeuse, extracteur et même **une alternative inédite et étonnante, sans outils.**

Viendra ensuite la liste des critères qui dovent guider le choix de vos fruits et légumes et la meilleure façon de les préparer. Une astuce dévoilée ici vous apprendra à **débarrasser vos fruits et légumes de 75 % des pesticides qui les polluent grâce à une opération qui dure 30 secondes.**

Nous vous indiquerons les meilleurs endroits pour acheter vos produits et de quels fruits et de quels légumes précisément vous devez vous méfier. Vous apprendrez **quels produits absolument acheter dans des filières biologiques** et ceux qui présentent moins de risques.

Dans la partie réservée à la « production de Jus », vous entrerez dans le détails des avantages de chaque fruit et légume et découvrirez les meilleures recettes de jus que l'on puisse produire avec ces ingrédients.

Vous serez étonné de voir les **bénéfices cachés de ces recettes** et la liste des avantages qu'ils représentent pour votre santé.

La partie Recettes de Jus présente **les 57 meilleures recettes de jus de fruits et de légumes** testées et approuvées par la famille et l'équipe de Perdre Du Ventre TV : **7 recettes spécialement conçues pour les enfants**, contenant des carottes, des concombres et même... Du chou ! Testées et approuvées !
Des recettes savoureuses et gourmandes, qui recueillent tous les suffrages !

Nous vous avons réservé la « crème de la crème » des jus ici, dans ce Guide Pratique des Jus de Fruits et de Légumes.

Enfin, notre quatrième partie « Stratégies » vous donne les clés pour atteindre vos objectifs :
- perdre du poids
- avoir une peau parfaite
- retrouver une meilleure vue
- améliorer vos niveaux d'énergie au quotidien
- renforcer votre système immunitaire
- et bien d'autres bénéfices...

L'équipe de Perdre Du Ventre TV a travaillé sans relâche pour trouver et simplifier toutes les informations utiles, pratiques et applicables dans un format facile à comprendre et à lire.

Nous voudrions préciser ce dont ce livre NE PARLE PAS :
- Ce livre ne parle pas de formule magique pour perdre du poids rapidement (mais c'est possible... voir en page 22),
- Ce livre ne parle pas de guérison miraculeuse,
- Ce livre ne parle pas de pilules ou de suppléments protéinés,
- Ce livre ne vous obligera pas à acheter le dernier robot à la mode (même si une centrifugeuse ou un extracteur vous simplifiera la vie),
- Ce livre ne vous obligera pas à chercher des produits inconnus dans nos contrées tempérées comme le zaatar ou la mélasse de grenade(vu dans d'autres ouvrages...!)

Toutes les recettes que vous lirez dans ce livre sont réalisables grâce à un ustensile commun qui se trouve probablement déjà dans votre cuisine (plus de précisions à ce sujet dans la partie 4 Mixé, centrifugé ou bien extrait + une astuce pour commencer sans appareil).

Tous les produits utilisés sont des ingrédients communs, connus et que vous consommez probablement déjà, disponibles dans n'importe quel supermarché.

Ce livre ne vous demandera ni de vous affamer ni de vous transformer en extrémiste alimentaire.
Nos conseils sont raisonnables. Leur impact sur votre quotidien mesuré : 15 minutes par jour suffisent pour intégrer les jus de fruits et de légumes à votre diète quotidienne.

Si vous souhaitez des résultats plus rapides, ce livre vous donne les clés pour avoir des résultats durables et parfois même spectaculaires, surtout en termes de perte de poids.

Rendez-vous service. N'attendez plus ! Retrouvez l'énergie, la peau, le poids que vous méritez. Auxquels vous avez droit. Sans attendre.

N'hésitez pas à me contacter par email, Twitter, Facebook ou directement sur le site.

Merci de nous avoir fait confiance et bienvenue dans la grande famille de fabriquants de jus de Fruits et de Légumes.

Oscar Valdemara,
Fondateur www.perdreduventre.tv, de www.monateliersante.com

Pourquoi vous devriez vous remettre à boire...

Vous avez sans doute entendu parler du phénomène des jus de fruits et de légumes dans les médias ou sur internet. Que ce soit la reine des médias américains Oprah Winfrey ou le chirurgien vedette de la série "A Gifted Man" qui ne jure que par son jus vert au petit déjeuner, le jus est « tendance ».

Mais s'il n'y a pas de fumée sans feu, la seule chose qui importe est la réponse à ces deux questions :

QU'EST-CE QU'UN JUS ?
POURQUOI DEVRAIS-JE LE BOIRE ?

Un jus est le résultat de l'extraction, réalisée à partir de fruits et de légumes, dans un effort pour conserver tous les phytonutriments, enzymes et vitamines que ces aliments possèdent en eux lorsqu'ils sont entiers.

Mais le jus laisse de côté la fibre, la pulpe, la peau, l'écorce, etc. tout ce qui peut être difficile à transformer pour le système digestif.

De fait, le système digestif digère plus facilement la nourriture liquide. Donc, la première mission du jus est de faciliter votre digestion.

Imaginez qu'on vous laisse le choix entre :
- vous donner une pièce d'or
- vous donner un tamis, vous montrer un torrent boueux, vous certifier qu'il contient de l'or et vous laisser vous débrouiller.

Vous pouvez passer au tamis des débris, des roches et des sédiments pendant des jours avant de trouver une pépite d'or. D'une manière similaire, les jus visent à filtrer les fibres des légumes et des fruits pour ne vous donner que le jus riche en vitamines : La pièce d'or.

Ceci dit, manger des fruits et des légumes entiers est toujours aussi bon pour votre santé. La principale raison qui fait que consommer des jus plaît autant c'est que cette consommation de vitamines est légère pour l'estomac.

De même, si vous n'êtes pas un enthousiaste de la consommation de fruits et légumes entiers, un seul verre de jus judicieusement constitué peut vous apporter votre ration quotidienne de 5 portions de fruits et légumes.

La troisième raison est qu'il est pratiquement impossible de consommer quotidiennement la bonne quantité de légumes entiers. On y passerait nos journées ! Alors qu'on peut facilement extraire le jus de ces portions de légumes afin d'en obtenir la bonne quantité de vitamines et de nutriments, concentrée dans un seul verre.

Les jus peuvent être réalisés avec un mixeur ou une centrifugeuse. Alors que le mixeur va vous laisser séparer vous-même la fibre, la pulpe du reste du liquide, la centrifugeuse va extraire le jus de la pulpe. Il existe 2 types de centrifugeuses :
- Les centrifugeuses qui vont travailler à grande vitesse. Elles produisent de la chaleur, chaleur qui va rapidement oxyder le jus et diminuer sa teneur en enzymes.
- Les extracteurs à vis, qui extraient à vitesse lente. Les extracteurs produisent proportionnellement une plus grande quantité de jus que les autres centrifugeuses et ne chauffent pas, car ils travaillent à basse vitesse, ce qui n'affecte pas les enzymes.

La différence entre les jus extraits (centrifugeuses) et mixés (mixeurs, blenders) : Soyons clairs : un jus mixé ne fait pas partie de la même famille qu'un jus extrait. Avec l'extraction, les phytonutriments et les enzymes de fruits et légumes sont séparés de la fibre et la pulpe. Le jus extrait ne contient que les principes nutritifs, pas les fibres difficiles à digérer.

Le jus mixé contient TOUS les composants qui sont difficile à digérer.
En d'autres termes, dans les jus extraits, l'essentiel nutritif, un concentré des qualités des fruits et des légumes est dans votre verre tandis que les déchets n'y sont plus.

Dans les jus mixés, ce qui reste des nutriments n'ayant pas été détruits par la chaleur sont mélangés avec les fibres et la pulpe. Votre système digestif devra se charger de les traiter et les évacuer.

La différence entre les jus mixés et extraits est simple : Pour ceux d'entre nous qui ont du mal à manger et à digérer des légumes, un jus mixé de légumes sera difficile à consommer en une seule fois. La richesse en fibres va être difficile à traiter par votre estomac.

A l'inverse, un jus extrait, débarrassé des fibres et de la pulpe, offre l'avantage d'être très digeste et de proposer plus de nutriments. Il est également significativement plus faible en calories pour la même raison.

Attention, dans le cas des jus de fruits, ceux-ci peuvent être très riches en contenu calorique. Alors que vous pouvez ajouter des légumes à vos jus sans vous inquiéter de leur apport calorique, vous devez savoir que dans le cas des fruits, vous devez être attentifs.

Plus vous ajouterez de fruits à vos jus et plus sa valeur calorique et sa teneur en sucre vont augmenter. Cela est vrai des jus mixés ou extraits, indépendamment de la façon dont ils sont fabriqués.

Les jus mixés sont généralement riches en fibres car ils incorporent la peau, les écorces, la fibre et la pulpe des fruits et des légumes. Ils ont aussi tendance à être plus épais et plus lourds sur l'estomac.

Un jus extrait tend à être plus liquide. Les jus mixés peuvent être stockés et congelés si nécessaire. Mais pour conserver la puissance d'un jus extrait, il est recommandé de le consommer immédiatement ou le jour même.

Si vous décidez de stocker un jus avant de le boire, vous devez absolument le stocker dans une bouteille étanche fermée. Les jus s'oxydent rapidement, ce qui signifie qu'ils perdent leurs éléments nutritifs et les vitamines qu'ils contiennent au fur et à mesure que le temps passe. En outre, des bactéries peuvent se développer dans votre jus après quelques heures seulement d'exposition à l'air.
Dans les deux cas, il est sage de laver précautionneusement votre mixeur, centrifugeuse ou extracteur après avoir préparé vos jus.

QUELS SONT LES ÉLÉMENTS NUTRITIFS CONTENUS DANS LE JUS DE FRUITS ET DE LÉGUMES ET COMMENT AGISSENT-ILS?

Le corps humain en action est un véritable miracle. Majoritairement composé d'eau, il se développe grâce à des éléments nutritifs qui lui permettent de fonctionner correctement, des enzymes qui l'aident à digérer et des vitamines, qui lui donnent l'explosivité nécessaire pour effectuer des tâches à grande vitesse.

Macronutriments, phytonutriments, la liste est longue autour du terme « nutriments » et ils sont tous essentiels pour notre bon fonctionnement quotidien. Les nutriments font partie d'un immense arbre généalogique qui comprend : les vitamines, les minéraux, les protéines et les hydrates de carbone. Il ne faut pas oublier nos meilleures amies, j'ai nommé les graisses. Tous ces éléments sont essentiels au bon fonctionnement de notre organisme et nécessaires à l'accomplissement des différentes tâches qui assurent notre survie.

Certains de ces éléments doivent être consommés en plus grand nombre : il s'agit des macronutriments, qui comprennent les protéines, les glucides et les graisses.

Cela comprend aussi les fruits et légumes ainsi que les protéines animales que nous tirons des poissons, de la viande et de la volaille.

Les vitamines et les minéraux composent les micronutriments, dont nous avons besoin en petite quantité seulement, mais dont l'importance pour le bon fonctionnement de notre corps est aussi essentielle que celle des macronutriments.

Ils sont naturellement présents dans certains fruits et légumes que nous consommons de façon habituelle. Au final, ces nutriments aident à construire nos dents, des os solides, de la peau saine, stimulent nos cerveaux, assurent le bon fonctionnement de nos organes et réparent si besoin les tissus lésés.

Consommer des jus extraits va améliorer notre apport en nutriments en supprimant l'excès de fibre et de pulpe. Il va aussi faciliter la digestion de ces nutriments en supprimant les fibres.

Supprimer les fibres.
Les fibres ne sont pas un élément nutritif, mais elles sont idéales pour aider le métabolisme à garder le diabète sous contrôle ou même à réguler

l'appétit. Mais les fibres peuvent aussi poser des problèmes aux personnes atteintes du syndrome du côlon irritable ou à ceux d'entre nous qui préfèrent des repas légers. Lorsque les fibres sont de la partie, le système digestif est soumis à un effort plus important. Il doit travailler plus dur pour traiter la nourriture et absorber ses éléments nutritifs.

C'est ici qu'entrent en scène les jus extraits. Pour ceux d'entre nous qui souhaitent manger plus de fruits et légumes, mais sont repoussés par la perspective d'une sensation de lourdeur après le repas ou par les problèmes digestifs provoqués par une trop grande consommation de fibres.

COMMENT POUVONS-NOUS REMÉDIER À LA SITUATION ?

Les Jus fournissent une alternative saine dans la mesure où ils contiennent tous les nutriments essentiels que vous souhaitez trouver dans vos fruits et légumes entiers. Ils remplacent simplement les fruits et légumes entiers chargés de fibres par des jus contenant les mêmes nutriments que les fruits et légumes entiers sans les inconvénients associés aux fibres.

Qu'avons-nous supprimé de l'équation ? La peau, le noyau, les pépins, la pulpe et les graines. Tous les attributs physiques de votre orange ou de votre pomme préférée, disparaissent avec leurs fibres. Toutes les causes responsables d'estomacs noués, de digestions encombrées. Les fibres, bien qu'elles soient bonnes pour nous, peuvent être pénalisantes pour notre système digestif.

Les Jus extraits sont beaucoup plus faciles à digérer pour le système digestif. Lorsque vous dépouillez les légumes et les fruits de leur teneur en fibres, votre organisme peut plus facilement absorber toutes leurs qualités nutritionnelles.

Consommer des jus permet une ingestion rapide de nutriments par l'organisme. Mais attention. La proportion de jus de fruits dans vos jus peut provoquer une hausse massive de sucre dans votre sang. Gardez à l'esprit que vos jus ne doivent pas contenir trop de fruits.

Ne vous méprenez pas. Votre jus mixé préféré : le smoothie banane-pomme-soja est toujours bon pour votre santé. Mais pour peu que vous ayez l'intestin fragile et si vous n'y prenez garde, vous jouez avec le feu.

La même recette sous forme de jus extrait vous évitera une irritation de l'intestin, une encore une inflammation, une indigestion ou encore ce malaise général que vous ressentez lorsque vous avez ingéré trop de fibres.

QUELS BÉNÉFICES Y-A-T-IL À CONSOMMER DES JUS ?

Bien qu'il n'y ait pas encore de rapport scientifique solide qui soutient officiellement que les jus de fruits et de légumes crus et frais sont supérieurs aux aliments entiers, les promoteurs des jus avancent que les jus facilitent la digestion, qu'ils renforcent le système immunitaire et améliorent le métabolisme, qu'ils favorisent la perte de poids et la bonne gestion de l'alimentation par notre organisme et enfin, qu'ils aident notre corps dans le processus d'élimination des toxines .

Ce que nous savons :
Les Bénéfices pour la Santé de la consommation de Jus :
- Perte de poids
- Amélioration du système immunitaire
- Amélioration de la digestion
- Amélioration du sommeil
- Diminution des allergies
- Diminution des symptômes menstruels
- Diminution des symptômes de maladies chroniques
- Amélioration de l'état de la peau
- Amélioration de l'état des cheveux
- Amélioration de la solidité des ongles
- Diminution des odeurs corporelles
- Accroissement du niveau d'énergie
- Baisse des besoins en médicaments
- Stabilisation de l'état émotionnel et de la santé en général

CONSOMMER DES JUS EXTRAITS SOULAGE VOTRE APPAREIL DIGESTIF

Sans jeter la pierre aux fibres et sans minimiser les bénéfices que nous retirons de leur consommation, nous ne devons pas oublier que toutes les fibres ne se valent pas et que nous ne sommes pas tous égaux devant leur digestion.

Certains d'entre nous n'ont tout simplement pas l'estomac pour supporter des assiettes de légumes ou des bols de soupe à longueur de journée.

Les Jus extraits permettent au corps de digérer facilement les légumes et les fruits, car ils retirent la majorité des fibres présentes dans les écorces et les peaux des légumes et des fruits pour n'en conserver que le jus.

Les fibres indigestes peuvent faire des ravages sur les estomacs les plus solides, provoquant ballonnements, crampes et flatulences, sans parler de la sensation d'inconfort général qui accompagne le plus souvent l'ingestion d'une grande quantité de fibres.

Supprimez les fibres et tout devient beaucoup plus facile.

Ce que nous pensons que nous savons : les jus débarrassés de leurs fibres vont permettre de réguler le système digestif efficacement et vont faciliter une bonne digestion des vitamines et des minéraux essentiels.

L'effort nécessaire pour décomposer les aliments et transporter leurs nutriments dans le sang est moindre. Ainsi, un système digestif sain qui ne sera pas surchargé aura tendance à fonctionner plus efficacement et plus rapidement. En théorie, cela pourrait stimuler tout le métabolisme et le fonctionnement général de tous les organes.

Un transport rapide dans le sang signifie que votre corps récolte les bienfaits des vitamines et minéraux essentiels beaucoup plus rapidement qu'il ne le ferait si vous vous attaquiez à un plat de brocoli, de chou-fleur, de pommes ou d' oranges avec l'espoir d'obtenir les mêmes résultats. Oui, vous obtiendrez les mêmes nutriments, mais pas dans les mêmes quantités et beaucoup plus lentement qu'avec un jus.

BOIRE DES JUS FAVORISE LA PERTE DE POIDS ET SA STABILISATION

Ce que nous savons : Bien qu'il soit plus difficile de mesurer les calories liquides, nous savons que les jus de fruits et de légumes contiennent beaucoup moins de calories que leur équivalent dans leur forme entière.

Le nombre de calories est évidemment relatif à la quantité d'ingrédients consommés. Si votre diète quotidienne avant les jus représentait en moyenne 2000 calories par jour, il y a des chances pour que votre apport calorique baisse de façon significative après avoir intégré les jus à votre alimentation.

Chaque fois que vous diminuez de moitié votre apport calorique, votre corps va brûler de la graisse et des kilos. Un jus pressé d'approximativement 0,5 litres va représenter une valeur calorique comprise entre 100 et 350 calories. Si vous décidez de ne consommer que des jus et que vous vous teniez à un plan quotidien représentant 2 litres de jus par jours, ce qui semble être réaliste, vous consommerez alors un maximum de 1400 calories par jour.

Faites le calcul. Oui, consommer des jus va favoriser la perte de poids. C'est un fait.

Ce que nous pensons que nous savons : Les jus diminuent votre appétit en vous donnant l'impression d'être plein. De la même manière que deux verres d'eau pris avant un repas contribuent à écarter le risque de suralimentation, les jus vous feront vous sentir plein.

De plus, moins vous consommez de calories de façon régulière, plus vous en prenez l'habitude et plus vous accoutumez votre organisme à manger moins. Vous éloignez alors le risque de reprendre du poids un jour.

Perdre du poids est autant affaire de discipline que de changement de nos habitudes. Intégrer le fait de consommer des jus, est à la fois un changement et une discipline qu'il va falloir pratiquer au quotidien.

Pour certains d'entre nous, le passage aux jus peut créer la sensation que le corps est privé d'aliments, ce qui a tendance à ralentir le métabolisme. Faites votre partie du travail en recherchant les recettes de jus qui vous aideront à stimuler votre métabolisme et à faire fonctionner l'ensemble de vos organes harmonieusement.

Les Jus éliminent les toxines du corps et stimulent le système immunitaire. Ce que nous savons : Les fruits et légumes sont riches en fibres essentielles qui aident à nettoyer le côlon. Ils sont également riches en nutriments essentiels qui, lorsqu'ils sont transportés dans le sang, stimulent le fonctionnement de nos organes notamment des reins et du foie.

Ces nutriments aident à débusquer et éliminer les déchets qui s'accumulent dans l'organisme et encouragent la production de globules blancs qui aident à combattre les infections ou différents éléments responsable de maladies.

On peut même trouver de bonnes bactéries dans les fruits et les légumes, des bactéries qui facilitent la digestion dans l'intestin.

Les jus s'inscrivent dans cette même logique, hormis le fait qu'on en enlève les fibres. L'arrivée de nutriments dans le sang est plus rapide et la quantité potentiellement beaucoup plus élevée. En substance, votre corps n'a pas à travailler dur pour décomposer les aliments afin d'obtenir les nutriments qui vont conjurer la maladie et participer à l'élimination de déchets dans votre organisme.

Une consommation cohérente de jus va réguler vos selles et vous éviter d'encrasser votre organisme. Évidemment, manger régulièrement des fruits et légumes entiers vous offre le même avantage. C'est un fait.

Ce que nous pensons savoir : Nous pouvons augmenter la quantité de légumes dans nos jus et donc augmenter la quantité de vitamines que nous absorbons avec nos jus. L'hypothèse est la suivante : plus on consommera de fruits et de légumes, et mieux ce sera.
Il nous serait bien difficile de manger l'équivalent en paniers pleins de légumes entiers alors que nous pouvons facilement les ingérer sous forme de jus. La théorie dit que nous pouvons bénéficier de ce surcroît de macro et micro nutriments, nutriments reconnus pour leur action stimulante du système immunitaire. Leurs effets bénéfiques sur le teint et la peau, ainsi que leur action d'élimination des déchets, toutes ces actions permettant d'assurer un fonctionnement harmonieux des organes, seraient améliorés par l'augmentation des quantités consommées.

Ce que nous ne savons pas encore : La rapidité d'ingestion signifie que nous obtenons ces vitamines plus rapidement, mais aussi que nous recevons PLUS de vitamines PLUS rapidement. Il n'est pas démontré que ça ne soit pas potentiellement un problème.

La juste quantité de vitamine est sujette à débat. Mais en théorie, multiplier la quantité multiplie les effets bénéfiques de la détoxification.

POURQUOI DEVRAIS-JE FAIRE DU JUS ?

Allez à l'essentiel. Les fruits et les légumes sont essentiels au quotidien pour le bon fonctionnement d'un être humain en bonne santé. Peut-être n'êtes-vous pas emballé à l'idée de manger des légumes? Les jus sont une option ouverte par laquelle vous pouvez obtenir votre apport quotidien recommandé en légumes et fruits, sans inconvénients.

Ce que vous avez à gagner c'est une consommation régulière de nutriments essentiels, ces mêmes nutriments qui vous font vous sentir bien et en pleine forme.

Optez pour un mode de vie plus sain en obtenant facilement les nutriments contenus dans les fruits et les légumes, ces nutriments si nécessaires qu'il vous était si pénible de consommer sous leur forme d'aliments entiers.

Votre corps vous remerciera pour cela.

Saleté de jeunes : un avertissement à propos du jeûne

Beaucoup d'entre nous veulent perdre du poids et en particulier du gras. Les jus et les jus de légumes en particulier peuvent représenter une aide efficace pour y parvenir.

Néanmoins, il faut se méfier des jus comme solution de perte de poids à long terme.

Les jeûnes accompagnés de consommation de jus peuvent avoir leur place pour nettoyer et détoxifier votre organisme, mais ils doivent être effectués avec soin, idéalement sous la supervision d'un professionnel de la santé expérimenté.
Commencer un régime grâce aux jus après avoir mangé pendant des années des aliments préparés et largement transformés peut susciter une réaction de détoxification.

Les symptômes d'une détoxification trop rapide suite à un régime à base de jus peut inclure des maux de tête, une grande fatigue et des problèmes gastro-intestinaux.

Effets secondaires éventuels en cas de détoxification rapide :
- gerçures
- ballonnements
- maux de tête
- fringales
- troubles du sommeil
- diarrhées / constipation
- fatigue / somnolence
- irritabilité

Sachez que si vous essayez d'aller trop vite, vous risquez tout simplement de revenir à vos vieilles habitudes alimentaires et ce livre prendra bientôt la poussière sur une étagère.

En fin de compte, il est contre-productif sur le long terme de commencer bille en tête avec les jus. Prenez le temps de les intégrer harmonieusement à votre quotidien. Votre corps vous en remerciera jusqu'à la fin de vos jours.

Tout ce que vous avez à faire c'est de vous forger de nouvelles habitudes qui prennent en compte les causes sous-jacentes de la prise de poids et vous réduirez ainsi votre masse graisseuse.

Voyons maintenant pourquoi vous prenez du poids et comment l'éviter.

DES JUS POUR PERDRE DU POIDS DE FAÇON PERMANENTE :

Oubliez la possibilité de perdre du poids rapidement si vous souhaitez un changement permanent de votre corps. Les études montrent de façon concluante que les personnes qui perdent du poids rapidement le reprennent peu de temps après qu'ils aient arrêté leur régime.
En fait, les régimes rapides ont tendance à vous faire grossir sur le long terme. Cela est dû à la façon dont ces régimes restrictifs perturbent votre métabolisme et apprennent à votre corps à devenir meilleur pour le stockage du gras.

Les jus pour perdre du poids ne seront pas différents à cet égard si vous les voyez comme une solution rapide. Les jus manquent aussi de protéines et de graisses saines, tous deux essentiels pour une véritable perte de poids. En outre, la plupart des gens qui perdent du poids avec des régimes de type restrictifs le doivent à l'élimination du poids en eau de leur corps ou encore à la fonte de leur masse musculaire lorsque les protéines sont limitées dans le régime alimentaire.

La plupart de ces régimes ne permettent pas de s'attaquer à la quantité de gras stocké par notre corps car, même si ces régimes vous apprennent à compter les calories, ils ne changent pas le type d'aliments que vous consommiez avant et qui vous faisait grossir.

Je pense à ces aliments qui augmentent la quantité d'insuline dans votre organisme.

L'insuline est l'hormone responsable du stockage du gras. Il est extrêmement difficile d'avoir accès à la graisse corporelle déjà stockée pour la "brûler" lorsque nos niveaux d'insuline sont élevés. Peu importe que vous comptiez les calories ou que vous ayez l'impression de mourir de faim. Cette approche a prouvé son inefficacité maintes et maintes fois. Des échecs plutôt spectaculaires dans leur ensemble.

COMMENT UN JUS DE LÉGUMES FRAIS RÉDUIT LA SENSATION DE FAIM :

La principale raison pour laquelle tant d'entre nous prennent du poids est que nous avons souvent faim. Globalement, nous avons faim car notre corps répond à l'insuline produite par les aliments à base de grain transformé et au niveau incroyable de sucre contenu dans les sodas, ces boissons si populaires chez les enfants.
L'autre raison la plus fréquente est que votre corps vous demande désespérément des éléments vraiment nutritifs. Pas des aliments en tant que tels (on appelle aliment la margarine, alors que c'est très loin d'en être un). Votre corps réclame à corps et à cris des vitamines, des enzymes, des minéraux et des phytonutriments. Ces mêmes éléments qui sont impliqués dans la plupart des processus essentiels à notre bon fonctionnement.

Comment utiliser les jus de légumes pour vraiment perdre de la graisse et du poids ? En extrayant le jus de légumes comme le chou frisé, les betteraves, les carottes, le céleri, le concombre, le persil ... et bien d'autres.

Vous extrairez alors une quantité importante d'éléments nutritifs contenus dans ces légumes. En absorbant un verre de ce jus puissant, vous assimilerez rapidement ses nutriments.
Vous serez alors probablement surpris par la rapidité avec laquelle votre faim habituelle se dissipera une fois que votre corps aura obtenu ce dont il a vraiment besoin.

Pas besoin d'effort de volonté. Vous n'aurez tout simplement plus faim.

Il est pratiquement impossible de lutter contre l'instinct de survie qui dit à votre corps d'exiger des vitamines et des minéraux : ils sont essentiels pour lui.

Diminuer l'apport en calories alors que votre diète ne contient déjà pas assez d'éléments nutritifs ne fera qu'empirer les choses.

Donnez à votre corps ce dont il a besoin grâce aux jus crus de fruits et de légumes frais.
Trouvez le meilleur moment, celui qui fonctionne pour vous et dans votre emploi du temps et commencez à extraire du jus une fois par jour. Peu d'autres stratégies pour améliorer votre santé peuvent avoir un impact aussi important.

PROGRAMMEZ VOTRE CRÉATION DE JUS POUR PERDRE DU POIDS :

Quand devez-vous consommer vos jus pour perdre du poids :
- juste après le petit-déjeuner
- avant le déjeuner
- entre le déjeuner et le dîner

Beaucoup de gens aiment boire leur jus le matin avant de partir travailler car ce jus leur procure un gain d'énergie naturel. Du point de vue de la perte de poids, c'est effectivement beaucoup plus efficace que de manger des céréales qui vous feront grossir et feront grimper votre taux d'insuline.

1. Pour ceux qui travaillent à domicile, je conseille d'essayer le jus au déjeuner, après avoir consommé un petit déjeuner sain. Ce jus qui remplace le déjeuner habituel, pour peu que l'on choisisse correctement ses ingrédients, tient bien au ventre jusqu'au dîner et aide vraiment à perdre du poids.

2. Voila une solution qui a bien fonctionné pour moi dans le passé : un copieux petit déjeuner à base de protéines végétales ou d'œufs. Ensuite, un déjeuner et un dîner léger, basés sur des sources de protéines et de gras sains, accompagnés de légumes. Rationnez les aliments à base de céréales comme le pain et les pâtes qui conduisent inévitablement au stockage de gras. Entre le déjeuner et le dîner, prenez un verre de jus de légumes. La quantité d'aliments combinée avec la puissance de nutrition des jus, on rendu la perte de poids assez facile et sans avoir à souffrir des affres de la faim.

Sentez-vous libre d'expérimenter et d'inventer vos propres jus crus. Des recettes de jus suivent dans ce livre. Mais la règle générale est que plus vous ajoutez de légumes et plus ils seront verts et mieux vous vous en porterez.

Mis à part lorsqu'ils sont particulièrement thermogéniques, comme le pamplemousse ou l'ananas, les fruits, à cause de leur teneur naturelle élevée en sucre, doivent toujours être utilisés en proportion inférieure à celle des légumes. Une règle à retenir si vous voulez perdre du poids : beaucoup de légumes mais peu de fruits. Telle doit être la composition de vos jus.

CONCLUSION

Jeûnes et jus peuvent faire bon ménage pour de brèves périodes de nettoyage, mais il vous faudra vraiment savoir ce que vous faites. Pour vous y aider, ce livre contient des informations détaillées sur tous les aspects de la fabrication et de la consommation de jus pour une meilleure santé, y compris la perte de poids, ainsi que les instructions pour confectionner + de 50 délicieuses recettes de jus.
Afin de réduire sa masse graisseuse et perdre du poids, il est préférable de considérer le jus comme un complément puissant à une alimentation saine. Un complément qui réduira considérablement votre sensation de faim, en augmentant votre niveau d'énergie et améliorera de façon durable pratiquement tous les aspects de votre santé.

Alors, laissez de côté la fausse solution, rapide mais peu durable que représente une diète exclusivement composée de jus et trouvez plutôt 15 minutes dans votre journée pour perdre vraiment du gras de façon permanente en consommant un jus régulièrement. En prime, vous profiterez d'une amélioration de votre niveau énergétique, améliorerez votre apparence et aiderez votre corps à se protéger contre la maladie.

Si vous pensez que tous les avantages qu'apportent la consommation de Jus extraits pour votre santé ne valent pas la peine de se lever un peu plus tôt dans la matinée, ou de perdre 15 minutes d'émission télévisée... Alors vous feriez mieux de vous demander ce qui pourrait en valoir la peine.

Mixé, centrifugé ou bien extrait
+ une astuce pour commencer sans appareil

Cet appareil est probablement, mais pas nécessairement, l'appareil électroménager le plus coûteux que vous achèterez pour équiper votre cuisine.

Vous vous sentez déconcerté par les différents types d'appareil disponibles sur le marché ? Vous n'êtes pas sûr de connaître la différence entre mixeur, centrifugeuse et extracteur ?

Vous voudriez savoir quel est la meilleure solution pour répondre à vos besoins spécifiques ? Ou peut-être désirez-vous simplement un avis honnête sur ces produits pour vous aider à faire un choix.

Nous allons vous aider.

Nous avons réunis les conclusions de nombreuses années d'expérience combinée pour vous aider à éclaircir ce sujet. Toute l'équipe de Perdre Du Ventre TV a participé.

Il est difficile de vous présenter des produits dans un livre. Ce support ne s'adapte pas assez vite aux changements d'offres des fabricants.

Pour connaître la sélection des meilleurs solutions de production de Jus de Légumes et de Fruits de l'équipe de Perdre Du Ventre TV, connectez-vous à *www.perdreduventre.tv, de www.monateliersante.com* pour découvrir les meilleures offres du marché et du moment.

En attendant, vous trouverez ci-après tous les critères importants qui doivent guider votre choix.

Commençons par la base : toutes les solutions pour produire des jus ne se valent pas.

Tous les appareils pour extraire du jus ne s'appliquent pas aux mêmes fonctions et malheureusement il n'existe pas de couteau suisse, de solution unique pour produire des jus qui répondrait à tous les différents besoins.

Choisir la bonne solution, celle qui vous convient, nécessite de faire une petite enquête, ce qui explique en partie pourquoi nous avons écrit ce guide.

Tous les appareils présents sur le marché on ceci en commun qu'ils transformeront les fruits et les légumes solides en un liquide que vous pouvez boire. Ils transformeront tous vos légumes, fruits ou herbes en liquide nutritif.

Ces appareils fonctionnent en utilisant un outil - une lame ou une vis (plus d'informations à ce sujet plus tard dans le livre) - qui va casser vos ingrédients pour en séparer les deux composants : le jus et la pulpe. Le jus tiré de ce processus contient la plupart des vitamines, des minéraux, des antioxydants et autres nutriments présents dans les fruits et légumes.

QUE PUIS-JE ET QUE NE PUIS-JE PAS TRANSFORMER EN JUS ?

Pratiquement tous les fruits et tous les légumes peuvent être transformés en jus. La liste des ingrédients impossibles est assez courte: les bananes et les avocats. C'est à peu près tout. Ces deux fruits ne disposent tout simplement pas d'une quantité d'eau suffisante pour être extraite, il est donc préférable de les mettre dans un mixer si vous désirez les liquéfier.
Vous pouvez ainsi ajouter cette mixture à votre jus. Personnellement, nous vous déconseillons d'ajouter de l'avocat à du jus de pomme, mais au final, tout est affaire de goût.

LES POINTS À CONSIDÉRER LORS DE L'ACHAT D'UNE CENTRIFUGEUSE

Comme pour tout achat, vous devez faire quelques recherches avant de décider de la centrifugeuse qui ornera votre cuisine dans un avenir proche. Voici les points importants à considérer lors de l'achat de votre centrifugeuse.

Le Prix
Globalement, il existe trois sortes de centrifugeuses, avec chacune leur gamme de prix.
Sauf exception, aucune centrifugeuse ne vous coûtera plus de quelques centaines d'euros et les promotions, soldes et aubaines diverses peuvent en faire baisser drastiquement le prix.
Les centrifugeuses classiques sont généralement les moins coûteuses et

sont une bonne introduction à la fabrication de jus pour les jeunes recrues. Les extracteurs sont plus coûteux mais plus efficace et vous rentabiliserez l'appareil grâce à son rendement supérieur.

Comme toujours, la qualité se paie et les centrifugeuses les plus coûteuses produiront le plus souvent moins de déchets que leurs alternatives moins onéreuses.

Les meilleures centrifugeuses sont aussi bien construites, et dureront probablement plus longtemps. Enfin, une garantie étendue peut vous convaincre de payez un juste prix sans avoir de regrets, quel que soit votre choix.

La simplicité d'utilisation

Pouvoir utiliser rapidement et efficacement votre appareil est absolument essentiel.

Si votre centrifugeuse a des éléments qui passent au lave-vaisselle ou peuvent être rincés facilement, votre appareil sera alors beaucoup plus pratique à utiliser. Par contre, si votre centrifugeuse se salit rapidement et est, en plus, difficile à nettoyer, vous aurez alors toutes les raisons de vous décourager et cet achat aura été un gâchis de temps et d'argent bien décevant.

Vous avez besoin d'une centrifugeuse facile à démonter et remonter. Si cette opération doit s'apparenter à la construction d'un puzzle de mille pièces, alors cette centrifugeuse n'a aucune chance de devenir votre appareil électroménager préféré. Une grande cheminée (l'entrée de l'appareil pour les légumes et les fruits) vous assurera que vous n'aurez pas à tout couper en petits morceaux avant de boire votre jus. La vitesse de rotation aussi est importante lorsqu'on considère une centrifugeuse, mais probablement pas comme vous le pensez. En effet : les modèles centrifuges les plus rapides sont aussi les moins efficaces.

Le niveau sonore

Ce sujet ne fait pas vraiment débat. Le désagrément offert par une centrifugeuse broyant à plein régime est comparable à celui qu'on ressent avec la proximité d'une perceuse électrique. Si vous vous sentez plus attaché à votre tranquillité ou si le sommeil de ceux qui vous entourent est important à vos yeux (petit jus de fruit du matin ...), il est préférable d'essayer de rester sur un extracteur, beaucoup moins bruyant. Si vous ne devriez pas payer un supplément de plus de 100 € pour un appareil soi-disant moins bruyant, gardez tout de même à l'esprit que ces appareils peuvent être vraiment bruyants. Le prix correspond souvent au niveau sonore : les centrifugeuses sont plus bruyantes et moins coûteuses, alors que les extracteurs sont plus coûteux et nettement plus silencieux.

2 possibilités : Centrifugeuses / Extracteurs

LES CENTRIFUGEUSES
Alors : qu'est-ce que c'est qu'une centrifugeuse ?
Une lame tranchante tournant extrêmement vite et capable de transformer votre grappe de raisins en un verre de jus de raisin en quelques secondes. Voilà exactement ce que vous obtenez lorsque vous achetez une centrifugeuse.
Une centrifugeuse comporte un filtre à tamis qui permet la séparation des fibres et du jus comportant les nutriments.

Prix
Une centrifugeuse de type courant, sera le plus généralement peu coûteuse. Vous pouvez acquérir une centrifugeuse de très bonne facture pour 100-200 €. Et les bonnes affaires sont nombreuses.
La centrifugeuse est le choix idéal pour le débutant, si vous n'êtes pas encore un buveur de jus expérimenté et pas tout à fait sûr de ce que vous cherchez.

Performance
Si vous privilégiez la vitesse, la centrifugeuse est votre meilleur choix. C'est de loin la solution la plus rapide. Pour ceux d'entre nous qui sont particulièrement pressé le matin et ont besoin d'obtenir leur jus rapidement et facilement, alors ce modèle peut vous convenir. Les centrifugeuses comportent souvent des cheminées plus larges, ce qui signifie que la préparation (découpe en morceaux des produits) sera moins contraignante. Vous pourrez transformer des morceaux de légumes et de fruit de taille supérieure. Certains modèles acceptent même les pommes entières.
Les centrifugeuses traitent plus facilement que les extracteurs les fruits et légumes plus rustiques. Les carottes, par exemple, seront plus facilement traitées par une centrifugeuse tournant à 5000 - 15000 tours/minute que par des extracteurs qui tournent à moins de 100 tours par minute.

Nettoyage

La complexité de l'opération de nettoyage varie d'un modèle à l'autre, mais la plupart des centrifugeuses seront plus simples à nettoyer.

Ces modèles sont généralement conçus pour des utilisateurs lambda, peu expérimentés, et sont plus faciles à utiliser.

La quantité et la qualité globale des jus produits par une centrifugeuse sont réputées moindres que celles produites par un extracteur. Ceci étant dit, vous aurez entre les mains la solution la plus rapide, et certaines personnes affirment ne pas remarquer de différence dans la saveur des jus.

Le jus d'une centrifugeuse reste un jus délicieux et très sain. On a assisté à de nombreuses polémiques autour de la possibilité que la chaleur générée par la rotation de la lame tue ou pas les enzymes et rende les jus moins nutritifs, mais il apparaît que ces préoccupations ne sont pas fondées.

Il y a peu de preuves scientifiques pour étayer la théorie de la destruction des enzymes, et les preuves avancées ont été réfutées. Cela ne doit donc pas être un facteur de sélection lorsque vous envisagerez d'acheter un appareil.

Conclusion

On peut avancer sans peur de se tromper que si vous prenez le chemin de la grande surface la plus proche, vous reviendrez avec une centrifugeuse. Elles sont plus largement disponibles et la moins coûteuse de toutes les solutions disponibles.

Si vous êtes à la recherche d'une solution pour faire des jus de légumes et de fruit qui soit simple et abordable pour compléter votre alimentation et éventuellement introduire plus de jus dans votre quotidien, la centrifugeuse est une excellente option.

Mais si vous êtes un buveur de jus aguerri, ou si vous désirez ce qui se fait de mieux, que vous ne vous contentez pas de l'ordinaire ... continuez votre lecture.

LES EXTRACTEURS

L'extraction. C'est une action tout à fait similaire à ce qui se passe dans votre bouche à chaque fois que vous mangez. La mastication est l'action de vos dents lorsqu'elles mâchent de la nourriture.

Comme vous pouvez l'imaginer, le processus de mastication des extracteurs est différent de la méthode de séparation de la centrifugation. L'extraction est un processus de broyage lent, qui prend plus de temps mais qui travaille plus en profondeur les ingrédients et permet une extraction de nutriments plus complète.

Le facteur crucial - la qualité réelle du jus - est ce qui rend l'extracteur préférable aux centrifugeuses pour certains buveurs de jus, même si ces extracteurs sont généralement un peu plus chers.

Prix

Un extracteur de jus peut coûter jusqu'à 400 € et plus, certains atteignant allègrement les 1500 €. Si maitrisez les différentes solutions de production des jus, vous savez que vous bénéficierez des avantages d'un extracteurs, et que ses qualités et son rendement en font un bon investissement.

Performance

Extraire vos légumes et vos fruits prend plus de temps qu'avec une centrifugeuse mais le résultat final en vaut la peine. Alors qu'avec une centrifugeuse du jus reste présent dans la fibre des légumes et la pulpe des fruits, le jus réalisé avec un extracteur est pratiquement sec et sans saveur. Preuve que les nutriments sont bien dans votre verre.

La pulpe résultant du travail d'une centrifugeuse ne sera pas comestible pour autant, mais ce qu'il faut souligner ici c'est que les extracteurs "mâchent", "aspirent" chaque goutte de nutriments des ingrédients, simplement, à un rythme plus lent.
Une vis sans fin (ou parfois deux, jumelles, pour le très haut de gamme), ressemblant à un foret long, fait le travail de base. Au lieu de la force centrifuge et la vitesse, cet effort repose sur le couple du moteur qui entraîne la vis pour écraser le produit. Voila ce qui explique pourquoi ce processus est plus lent mais aussi pourquoi le résultat est un jus épais, plus riche que celui des centrifugeuses.

Dans de nombreux cas, l'extracteur produit également une plus grande quantité de jus, ce qui est une bonne chose qu'il faut garder à l'esprit lorsque l'on considère le prix de cet appareil. L'efficacité de ces modèles compense leur coût initial en vous permettant d'acheter moins de fruits et de légumes tout en ayant plus de jus, et ce durant toute la vie de l'appareil.

Qualité du jus

La qualité d'un jus réalisé à l'extracteur est vraiment un cran au dessus de celui produit avec une centrifugeuse. Et la vis sans fin se prête mieux à l'exercice de faire des jus avec des légumes, en particulier les feuilles du chou Kale ou de l'épinard.

Le jus qui sort d'un extracteur est souvent plus épais, plus savoureux, et contient plus de nutriments. Si vous mettez la qualité de vos jus avant les 3 avantages de la centrifugeuse : vitesse de réalisation, simplicité et prix d'achat; alors l'extracteur pourrait être la bonne solution pour vous.

Le jus d'un légume est généralement plus difficile à extraire, ce qui avantage la lente rotation de la vis de l'extracteur. L'extracteur est aussi préférable dès qu'il s'agit de produire un jus de légumes bien vert.

Conclusion

Les extracteurs sont destinés aux amateurs de jus les plus déterminés. Si vous voulez être sûr de tirer le meilleur parti de tous vos fruits et légumes, c'est ce type de machine qu'il vous faut. L'action de sa vis est lente, ce qui vous garantit de créer les meilleurs jus que vous ayez jamais goûté.

Un peu plus difficile à utiliser et un peu plus cher, l'extracteur de jus vous permet d'optimiser les avantages que vous allez tirer de vos fruits et légumes.

Il est difficile de vous présenter des produits dans un livre. Ce support ne s'adapte pas assez vite aux changements d'offres des fabricants.

Pour connaître la sélection des meilleurs solutions de production de Jus de Légumes et de Fruits de l'équipe de Perdre Du Ventre TV, connectez-vous à *www.perdreduventre.tv*, de *www.monateliersante.com* pour découvrir les meilleures offres du marché et du moment.

ÉQUIPEMENT SUPPLÉMENTAIRE POUR FAIRE DES JUS

Hormis l'appareil principal représenté par la centrifugeuse ou l'extracteur, vous pouvez envisager de vous équiper d'autres appareils qui remplissent des fonctions spécifiques relatives aux jus.

Pour les oranges et les citrons, si vous souhaitez les extraire ou les passer à la centrifugeuse, vous êtes supposé enlever la peau. Une bien meilleure option est d'investir dans un presse-agrume. Cela permet de faire du jus d'orange ou de citron, qui sont tous les deux des produits très sains. La plupart des recettes de jus suggèrent d'utiliser un presse-agrume pour les agrumes et d'ajouter ensuite, à la fin du processus d'extraction ou de centrifugation, le jus d'agrumes au jus principal.

Un presse-agrume se compose d'une partie mobile qui comprime le jus de chaque moitié de votre agrume. Ces appareils nécessitent très peu de préparation, et permettent ainsi de proposer une solution rapide peu coûteuse afin d'obtenir votre dose quotidienne de vitamine C. Manuel ou mécanique, le presse-agrume, si on considère son coût relativement faible, vous sera d'une aide précieuse dans la cuisine.

MIXEUR / BLENDER

Les mixeurs sont utiles pour mixer ces fruits et légumes réputés impossible à presser : les bananes et les avocats. Vous pouvez les liquéfier au mixeur pour ensuite les combiner avec le jus de votre centrifugeuse ou de votre extracteur. Vous pouvez ainsi ajouter leur valeur nutritive à votre régime alimentaire. Gardez à l'esprit que, comme vous n'aurez pas extrait leur pulpe, vous devrez filtrer le liquide après l'avoir mixé pour en retirer les parties fibreuses. Vous pouvez acheter un mixeur de qualité pour une somme modique.

L'EXTRACTEUR MANUEL

Il peut vous sembler désuet et un rien rustique, mais cet extracteur manuel a de nombreuses qualités. D'abord, il est recommandé pour le jus d'herbe de blé, qui est un jus hautement nutritif et qui ne peut pas être réalisé à la centrifugeuse à cause de sa consistance trop fine. Ensuite, Il est probablement le moins cher des extracteurs de jus, donc si vous êtes prêt à retrousser vos manches, vous pouvez être intéressé.

Une astuce toute simple : extraire sans appareil

Une simple râpe à carotte et un presse-agrume peuvent vous permettre de vous lancer dans la confection de jus. Un linge très fin vous permettra de séparer les fibres du jus.
Pour plus d'information sur cette astuce un peu laborieuse et qui ne conviendra pas aux ingrédients les plus « durs » comme les légumes-feuilles, recherchez « Jus De Fruit Maison, Sans Extracteur De Jus » sur Youtube. Cette astuce nous a été dévoilée par Élise Martin que nous remercions ici.

Vos 10 ingrédients pour partir du bon pied et comment repérer les bons spécimens

Vous avez finalement pris la décision d'améliorer votre régime alimentaire par la fabrication de jus. Que ce soit pour perdre du poids, pour améliorer votre vitalité, pour renforcer votre système immunitaire, ou tout simplement pour obtenir votre ration quotidienne de fruits et de légumes.

Vous comprendrez que, comme les fruits et les légumes entiers, les jus sont différents en termes de qualités nutritives. Ainsi, il est naturel de se demander : quels fruits et quels légumes sont recommandés pour faire des jus ?

Quels sont ceux qui permettent les meilleurs rendements et me permettront d'obtenir la plus grande quantité de jus ? Quelles sont ceux qui sont le plus bénéfiques d'un point de vue de la digestion et de l'absorption rapide de leurs nutriments vitaux ?

Vous ne devez pas être effrayé à la perspective de choisir les ingrédients qui vont vous permettre de produire des jus. En réalité, vous devriez exulter. Votre corps va vous remercier pour cette initiative.

La discussion à propos des meilleurs fruits et légumes pour la fabrication de jus est affaire de goût. Tous sont riches en vitamines. Nous allons facilement vous diriger vers les plus généreux.

Voici une liste de 10 produits pour démarrer du bon pied et faire une longue route.

LES POMMES

Les pommes sont un composant de base de la plupart des jus de fruits mais aussi de tous les jus en général, et ce pour plusieurs raisons. On notera en particulier que les pommes se mélangent facilement à d'autres jus et sont agréables au goût, s'accordant heureusement avec presque toutes les recettes de jus. Mais au-delà de leur bonne saveur, les pommes sont riches en antioxydants qui sont excellent pour la peau, stimulent le système immunitaire, réduisent le cholestérol et sont chargés de nutriments qui aident le système digestif à digérer certaines graisses. Ajoutées à des légumes, les pommes peuvent adoucir le goût du jus ou lui donner une saveur plus agréable.

LES CAROTTES

Les carottes sont une autre base solide pour la confection de vos jus. Car malgré le fait que les carottes soient des légumes, elles ont un goût sucré et sont délicieuses. Elles ont également l'avantage d'être riches en bêta-carotène, un composé qui exerce une action bénéfique contre le cancer, est excellent pour la améliorer la qualité de la peau et stimule aussi le système immunitaire et les fonctions cérébrale. Les carottes permettent aussi de lutter contre les bactéries et les parasites qui se logent dans votre côlon. Vous trouverez des carottes dans de nombreuses recettes de jus qui proposent des bénéfices tels que l'amélioration de la digestion, de la concentration, du système immunitaire ou encore des fonctions intestinales.

LES TOMATES

Les tomates sont riches en agents réputés lutter contre le cancer, comme le lycopène. Quelques tomates donneront une tonalité douce et fruitée à vos jus. Pensez à bien mélanger le jus tomates avec le jus d'autres fruits et légumes pour assurer une saveur corsée à vos jus.

LE CÉLERI

Le céleri est une excellente source de potassium et est un allié de poids grâce à ses propriétés diurétiques. C'est pourquoi il est souvent utilisé lorsqu'on cherche à détoxifier l'organisme. Il aide à éliminer les toxines du corps, en particulier l'acide urique. Il est également idéal pour réduire la pression artérielle. N'oublions pas que le potassium est d'une aide précieuse lorsqu'il s'agit de restaurer vos niveaux énergétiques. Si on s'inquiète de sa saveur, il faut savoir que le céleri ne sera pas gênant du tout, quel que soit la saveur du jus que vous préparerez. Il ne dominera jamais vos jus ou la saveur de vos autres ingrédients.

LE BLÉ EN HERBE

Bien que l'herbe de blé ne soit pas l'ingrédient le plus facile à transformer en jus, elle est certainement l'un des ingrédients les plus puissants et les plus riches de notre liste. Elle contient plus de 20 enzymes qui facilitent à la digestion et permettent de décomposer les toxines nocives qui encombrent nos organismes. Sa teneur en vitamine A et en chlorophylle, excellente pour la régulation de la glycémie, complète ce tableau flatteur.

LE PERSIL
Le persil est riche en chlorophylle et excellent pour la circulation, le foie, les reins et le cœur. Il se marie bien avec d'autres fruits et légumes sans que sa saveur ne s'affirme trop lourdement.

LA MENTHE
La menthe, comme les pommes, figure parmi les ingrédients favoris lorsqu'il s'agit de composer des jus. Le plus grand nombre s'accorde à lui trouver bon goût lorsqu'elle est associée à la plupart des ingrédients. Elle exerce une action positive sur l'humeur générale, est excellente pour la qualité de la peau, est riche en vitamine A et C, constitue une alliée de taille en cas de lutte contre le cancer et est aussi riche en manganèse, cuivre, fer, potassium et calcium. Une petite quantité suffit pour la préparation d'un jus car la menthe est extrêmement riche en nutriments et en saveur. Elle apportera une nuance puissante à la saveur délicieuse de vos jus de l'été.

LES LÉGUMES-FEUILLES
Les légumes-feuilles comme le chou, la laitue et les épinards sont tous particulièrement bénéfiques dans un jus. Les légumes-feuilles contiennent des enzymes qui participent à la décomposition des toxines dans le corps et éliminent les graisses à digestion lente qui bouleversent nos estomacs.
Ils sont également riches en nutriments qui passeront rapidement dans notre sang une fois extraits et ingérés. Une arrivé rapide dans la circulation sanguine signifie que nos corps profiterons plus rapidement des propriétés bénéfiques de ces vitamines et de ces protéines, tous les deux nécessaires au bon fonctionnement de nos organismes.
Les légumes-feuilles, même consommés en petites quantités, devraient constituer la base de la plupart de vos jus, sans considération pour la recette.

LES FRUITS ROUGES (BAIES)
Considérez les baies comme de la confiture truffée d'antioxydants et d'agents chargés de lutter contre le cancer. Non seulement les baies sont bonnes pour la peau mais elles soulagent aussi le système digestif. Souvent utilisées dans la fabrication de jus, les baies aident à débarrasser le côlon et les intestins des toxines nocives qui les encombrent trop souvent. Les

mûres sont particulièrement utiles pour lutter contre les infections des voies urinaires. Les fraises éloigneraient le cancer grâce à leur fort taux de lycopène. Toutes les baies sans exception faciliteraient la circulation sanguine et lutteraient contre les bactéries et les infections en général.

LES MELONS

Les melons sont particulièrement recommandés pour tous vos jus. Diurétiques, ils aident l'organisme à évacuer les toxines. Les melons sont particulièrement efficaces en cas de manque d'hydratation en permettant à l'organisme de rétablir efficacement ses niveaux de fluides. Leur capacité à produire de grandes quantités de jus est à souligner. Ils ne sont pas seulement délicieux, les melons contiennent aussi de puissants agents antiviraux et antibactériens. Le melon de Cavaillon (ou cantaloup) est particulièrement riche en bêta-carotène.

On pourrait aussi mentionner, pour la puissance de leurs effets positifs sur nos organismes : la papaye, le chou frisé, les betteraves, les poivrons, le gingembre et le brocoli.

COMPOSER VOS RECETTE DE JUS

Gardez à l'esprit que vos jus vous permettent d'atteindre un but, un objectifs, ou plus encore.
Votre recette de jus devra reposer sur quelques règles simples, pour que vous ne les oubliiez pas :
- Les ingrédients de couleur verte procurent de l'énergie.
- Les fruits noirs et rouges sont les souvent des agents efficace de lutte contre le cancer et des accélérateurs du système immunitaire.
- Les aliments de couleur orange comme les carottes et les patates douces sont généralement riches en bêta-carotène et sont parfaits en cas de problème du côlon et de digestion.

Dans nos recettes, nous opterons pour un rapport de 4 rations de légumes pour 1 ration fruit.

POURQUOI ?

Les légumes nous apportent leurs phytonutriments énergisants et protecteurs rapidement, sans générer un pic de glycémie, contrairement aux fruits. Réduire la quantité de fruits réduit le pic de glycémie et ses inconvénients.

Une recette de jus efficace doit permettre de répondre pleinement aux besoins quotidiens en légumes (un verre plein d'une combinaison de légumes verts, rouges et oranges) ainsi qu'une petite portion de fruits.
Une pomme pourra être ajoutée à une recette pour en améliorer la saveur (la pomme apporte toujours des propriétés bénéfiques). Enfin, tout est question de goût, l'ajout d'un peu de piment ou d'ingrédients tels que le gingembre, le poivre, la menthe, ou même l'ail peuvent être ajoutés en petites doses.
Un demi-verre de fruits devrait toujours être complété par des poignées de légumes verts à feuilles et d'une grande tasse de légumes qui pourraient être des betteraves, des carottes, des choux, du céleri et du brocoli. Travaillez vos recettes autour de ces idées.

RECETTES DE JUS ÉNERGÉTIQUES

Pour faire des jus vous apporteront un regain d'énergie, privilégiez les légumes de couleur verte. Par exemple l'herbe de blé et / ou le persil, plus une pomme et quelques légumes verts à feuilles forment une excellente combinaison.

Les légumes-feuilles et les légumes verts sont riches en phytonutriments comme la chlorophylle, qui stimule le fonctionnement du cerveau, facilite la digestion, purifie l'organisme et libère des vitamines bénéfiques et énergisantes dans la circulation sanguine. Le tout rapidement.

C'est ce genre de résultat que nous essayons d'atteindre et c'est pourquoi nous limitons le contenu de nos recettes à une petite portion de fruits et à beaucoup de légumes de couleur verte.
Nos ingrédients de prédilection : herbe de blé, concombre, céleri, persil, les légumes-feuilles comme le chou, le chou frisé et les épinards.

Un exemple de recette type visant à vous fournir plus d'énergie pourrait être :
1 gros concombre + 8 branches de céleri + 1 poignée de chou + 1 poignée de feuilles d'épinards + 1 poignée de persil + 1 petit morceau de gingembre + 1 petit peu de citron.

Conseil utile :
Buvez vos jus verts immédiatement après leur préparation, afin de profiter de tous leurs bénéfices. Autrement, congelez immédiatement votre jus en cas d'utilisation ultérieure. Ces jus verts auront un effet optimal en milieu de journée.

Pour ceux d'entre vous qui rencontrent des problèmes de digestion, ayez pour règle d'ajouter des légumes qui facilitent le transit et nettoient les toxines du côlon.

Une recette type visant à réduire vos problèmes de digestion pourrait ressembler à celle-ci :
3 betteraves + 1 pomme + 1 demi-tasse de mûres + 1 petit morceau de gingembre.

Les fruits et légumes qui ont une action diurétique sont une autre piste intéressante si vous souhaitez nettoyer votre organisme.
En règle générale, ces ingrédients sont ajoutés aux jus afin de favoriser la circulation sanguine et soulager la digestion, mais ils peuvent aussi être très utiles pour éliminer l'eau en excès et les toxines qui encombrent notre organisme. Le fonctionnement du cœur et la circulation sanguine dans son ensemble en tireront aussi un solide bénéfice.

Ces fruits et légumes sont généralement de couleur jaune : la banane, la papaye, l'ananas, et le gingembre. Le gingembre est idéal pour stimuler le métabolisme, lutter contre l'inflammation et faciliter la digestion. Il est un complément idéal à ajouter à presque toutes les recettes de jus.

Une recette de jus tropical jaune destinée au nettoyage pourrait être la suivante:
1 papaye + 1 demi-tasse d'ananas + ½ morceau de gingembre + 1 bouquet de persil.

Conseil utile :

Ajouter des zestes d'orange, de citron vert ou jaune à vos jus afin de rehausser leur saveur et améliorer leur teneur en vitamine C. Veillez à ne pas avoir la main trop lourde, le citron peut être très acide.

RECETTE POUR STIMULER LE SYSTÈME IMMUNITAIRE

Nous pouvons assurer un bon fonctionnement de notre organisme et écarter les menaces de maladie en nous appuyant sur :
- Les légumes-feuilles et les légumes de couleur verte.
- Les betteraves, riches en acide folique et en vitamine C
- Le céleri, particulièrement puissant pour débarrasser le corps de l'acide urique

N'oubliez pas le brocoli, riche en vitamine C et qui facilite la production de globules blancs.
Voila la base de vos recettes pour booster votre système immunitaire.

Mais ce ne sont pas les seuls ingrédients : recherchez les ingrédients riches en vitamines (notamment la vitamine C), qui ont des propriétés anti-inflammatoires, favorisent le bon fonctionnement des organes et facilitent la digestion.

Une recette pour améliorer le système immunitaire pourrait ressembler à :
1 betterave + 3 carottes + 8 branches de céleri + 1 brocoli tige + 2 gousses d'ail.

Conseil utile :

Choisissez toujours soigneusement la base de vos jus. Choisissez un légume que vous allez extraire en majorité, comme le céleri ou un autre légume verts à feuilles. Cette base vous fournira l'essentiel des propriétés du jus (aide à la digestion, apport en énergie, nettoyage). Vous compléterez ensuite le reste du jus avec d'autres ingrédients, dans des proportions moindres.
Par exemple, vous pouvez choisir 8 branches de céleri avec une petite pomme et un bouquet de persil. Ou une brassée d'épinards avec une petite pomme et une à deux carottes

SAVEUR

Pour ajouter de la saveur à votre jus, pensez à ajouter de la menthe, de l'ail, du gingembre ou du poivre. La menthe, par exemple, est excellente pour le moral, pour la peau. La menthe est riche en vitamine A et C, qui sont d'excellents alliés dans la lutte contre le cancer du côlon, mais elle déborde aussi de manganèse, de cuivre, de fer, de potassium et de calcium.

Quels fruits et quels légumes produisent les meilleurs rendements en termes de jus

Alors que certains amateurs de jus soutiendront que la quantité de jus n'est pas vraiment la question et que la qualité est le seul facteur à considérer; certains adeptes ont tendance à considérer que la quantité de jus entre en ligne de compte.

Les fruits et légumes qui stockent le plus d'eau auront tendance à être ceux qui produisent plus de jus une fois extraits.
Personne ne souhaite boire des jus qui seraient vides de nutriments.

Le tableau qui suit éclaircira la situation en ce qui concerne l'importance à prêter à la quantité de jus et à la valeur nutritive de celui-ci :

	CAROTTES			PERSIL			CÉLERI		
	A	B	N	A	B	N	A	B	N
Jus extrait (oz)	40,5	40,5	57,5	8,8	8,8	27	50,7	59,7	68,1
Contenu en minéraux mgs									
Calcium	501	15458	20708	460	500	1605	345	505	675
Magnésium en MgO	Tr	5,7	22,8	75	85	265	170	305	385
Phosphore en MgO	20,3	70,9	285	75	85	265	170	305	385
Fer en FeO	10,5	10,1	37,6	5	10	45	Tr	5	5
Potassium en K2O	8,1	16,2	31,9	1245	1745	5415	3550	5070	6465
Sodium	-	-	-	100	110	365	1635	1995	2315

Ces informations ont été produites par nos amis de Norwalk, célèbre marque internationale d'extracteur de jus.

Ils ont d'abord comparé la quantité de jus extraite par leur extracteurs (N) et ceux (A et B) de centrifugeuses populaires.
Puis ils ont comparé leur teneur en nutriments.
Vous constaterez qu'un extracteur produit plus de jus et que sa densité nutritionnelle est plus élevée.

La méthode de production que vous choisirez pour vos jus sera le facteur décisif qui vous permettra de tirer ou non le meilleur profit de vos légumes et fruits.

L'extraction vous permet d'optimiser non seulement la quantité de jus que vous tirerez de vos ingrédients, mais aussi d'en tirer le maximum de nutriments.

QUEL RATIO FRUITS / LÉGUMES ?

Les débutants, ceux qui commencent à consommer des jus peuvent se lancer avec une proportion de 60 % à 40 % des fruits. Le goût plus sucré des fruits rendra le jus plus acceptable aux palais peu accoutumés aux légumes crus et à leur saveur corsée.

Cependant, au fur et à mesure que vous avancerez dans vos expériences de fabrication de jus, une proportion de 20 % devra être atteinte. Le but à atteindre est une composition de 80 % de légumes pour 20 % de fruits.

Aidez-vous des couleurs de fruits et légumes pour composer vos jus. Choisissez une palette variée, comme celle d'un arc en ciel : des rouges, des verts, des jaunes, et de l'orangé, le tout afin de diversifier votre régime alimentaire et stimuler ses propriétés nutritives. Si vous consommez plus d'un jus par jour, 50 % de vos jus devraient être composés de légumes verts afin d'optimiser leur valeur nutritionnelle et couvrir tous vos besoins en macronutriments.

Si on essaie de résumer simplement : composez vos jus d'une portion de fruits pour 4 portions de légumes.
Cette proportion de légumes vous permettra d'ingérer des phytonutriments essentiels avec une incorporation rapide dans la circulation sanguine et un passage facile à travers la paroi intestinale. Moins de fruits dans vos jus signifie un pic glycémique moindre et moins de calories.

le 20/80 des fruits & légumes pour perdre du poids

Si vous avez pour objectif de perdre du poids, sachez que les fruits contiennent du sucre.
Considérez aussi le fait que la plupart d'entre nous sont plus prompts à saisir une orange, une banane ou une pêche plutôt que des carottes, du céleri ou du brocoli. Les fruits sont doux, savoureux et plus satisfaisants pour nos palais délicats.
Mais n'oublions jamais que cette douceur provient du sucre contenu dans ces fruits.

DES FRUITS SUCRÉS, TROP SUCRÉS

Bien que beaucoup d'entre nous soient dans le déni à ce sujet, les fruits contiennent du sucre, et ce sucre réduira l'efficacité de vos efforts pour perdre du poids.

VOILA POURQUOI :

Un apport en sucre élevé causé par la consommation de fruits va augmenter votre niveau d'insuline, ce qui va entraîner votre corps à stocker ce sucre excédentaire sous forme de gras. Avoir un niveau d'insuline qui joue au yo-yo est à éviter lorsqu'on essaie de perdre du poids, car cela pousse notre corps à stocker et même produire plus du gras.
Lorsque les niveaux d'insuline montent en flèche, le corps peut mal réagir et même quelquefois aller jusqu'à développer des kystes ovariens. Les variations du niveau d'insuline ont une action sur la production d'hormones féminines et peut même empêcher les femmes de perdre les kilos qui les ennuient tant.

N'ayez quand même pas peur de manger des fruits. Cela n'affectera pas forcément votre tour de taille. Prenez simplement conscience de ce que vous ingérez lorsque vous cherchez une petite collation.

LES FRUITS NE SUFFISENT PAS

Notre corps a besoin de quelque chose de plus que du sucre. Les graines, les noix et les fèves, toutes sources de matière grasse et de protéines sont une excellente alternative aux fruits.

Remplacer les fruits par des graines pourrait être une réponse simple aux problèmes que génère la consommation de sucre.

Trois raisons à cela :
- Les légumes ont la même densité nutritionnelle que les fruits.
- Le sucre contenu dans les fruits l'emporte de beaucoup sur le sucre présent dans les légumes.
- Graines et noix fournissent des acides gras vitaux qui favorisent la production d'hormones et la perte de graisse.

Pour toutes ces raisons, les personnes sensibilisées par leur poids vont s'attacher à respecter leur objectif en évitant le sucre, tout simplement, et aussi de manger trop de fruits.

Veillez à ce que votre alimentation ne soit pas « sucrée ». C'est une étape importante dans l'amélioration de votre santé et pour un bon niveau de forme physique. Ensuite, cela nous aidera à perdre du poids.

Après tout, être à un niveau de poids juste n'est qu'un reflet de notre bonne santé intérieure.

DES LÉGUMES, ENCORE DES LÉGUMES ?

Manger des légumes entiers peut paraître rebutant pour beaucoup de gens. Manger des légumes n'est tout simplement pas aussi attrayant que de grignoter des fruits. Voila quelques pistes à explorer pour ceux qui luttent pour digérer les légumes:

Lorsque vous avez envie de grignoter, pensez aux protéines et évitez tout bonnement le sucre. Une solution excellente si vous souhaiter limiter les quantités ingérées est représentée par les graines de chia ou d'amandes, des sources de protéines et de bons gras à privilégier.

Rendre vos jus plus agréables au goût. Certains légumes sont un bon moyen d'apporter des nutriments essentiels à notre organisme. Si vous ajoutez à vos recettes des carottes, des tomates ou du céleri, vous aurez droit à un régal végétal, la saveur en plus. Ces légumes ajouteront une dimension rafraîchissante à vos recettes et vous apporteront un regain d'énergie lors de la consommation.

MAIS ALORS, LES FRUITS SONT MAUVAIS ?

Non, les fruits ne sont absolument pas mauvais, mais il est pertinent de prendre conscience qu'il est possible de consommer « trop » de fruits.

Avec tous les efforts que nous déployons pour perdre du poids et être en bonne santé, nous ne devrions pas ignorer que l'ingestion de fruits et de sucre peut ralentir nos efforts et même nous faire faire un grand pas en arrière.

De petits changements, comme le fait de manger des légumes, incorporer des graines et des noix à notre alimentation et intégrer les jus à notre alimentation quotidienne peut suffire à résoudre nos problèmes de poids et de santé et même accélérer la vitesse à laquelle nous allons mincir.

le top 8 des légumes à jus

Beaucoup d'entre nous aimeraient intégrer plus de légumes dans leur alimentation, mais ce n'est pas toujours facile de les intégrer à nos repas.

Faire ses propres jus chez soi offre un moyen simple et efficace d'obtenir les vitamines, les minéraux, les enzymes, les antioxydants ainsi que tous les autres nutriments offerts par les jus de fruits et légumes crus.

Dans cette section nous allons nous pencher sur les meilleurs légumes pour faire des jus, que vous soyez désireux de perdre du poids, ou tout simplement d'améliorer votre santé et stimuler votre niveau d'énergie. Malheureusement, la plupart des éléments nutritifs présents dans les jus fraîchement préparés ont une durée de vie très courte, car ils se dégradent rapidement. Nous allons vous donner une astuce pour retarder cette dégradation, mais sachez qu'il reste préférable de boire vos jus de légumes dès leur confection. C'est le seul moyen de vous assurer que vous préservez tous les nutriments et tous les avantages qu'ils apportent à votre santé. C'est particulièrement important si vous suivez un régime uniquement composé de jus, mais aussi lorsque vous ne consommez un jus de légumes que de temps en temps. Il est très important que vous fassiez ces jus vous-même. Les jus de légumes ou de fruits du commerce, même ceux très coûteux que vous achetez dans les magasins biologiques, ne sont tout simplement pas comparables aux jus que vous réalisez chez vous.

Un extracteur de jus est un bon investissement. Particulièrement si vous envisagez de faire des jus de légumes-feuilles, ces jus vert si nutritifs et efficace pour notre système immunitaire. Un extracteur est recommandé pour la plupart des légumes du fait de son meilleur rendement en termes de quantité de jus produit mais aussi de la qualité de jus. Une approche plus rentable sur le long terme car vous obtiendrez plus de jus pour un même nombre d'ingrédients mais aussi plus de nutriments pour une quantité de jus égale. Moins de légumes et moins de jus seront nécessaires pour un effet positif identique sur votre santé.

La consommation de jus présente de nombreux avantages pour la santé. Dans la section suivante, nous vous présentons quelques-uns des meilleurs légumes pour commencer à faire vous-même vos jus.

HUIT LÉGUMES EXTRÊMEMENT SAINS POUR FAIRE DES JUS

LES CAROTTES
Le jus de carotte est délicieux et représente un excellent moyen de nourrir votre organisme de bons nutriments qui repousseront les maladies en même temps qu'ils vous procureront une peau saine et qu'ils feront le plus grand bien à vos yeux fatigués par les écrans.

Les niveaux élevés de bêta-carotène du jus de carotte en font une excellente source de provitamine A, tandis que d'autres caroténoïdes comme l'alpha-carotène sont réputés vous protéger du cancer et les xanthophylles améliorer votre vue.
Les carottes sont aussi une source de vitamine C, les vitamines K et B étant là pour faire bonne mesure.

Riche en potassium pour améliorer le fonctionnement du cœur et les fonctions musculaires, les carottes contiennent aussi du magnésium, du calcium et du phosphore, ainsi que des traces d'oligo-éléments comme du manganèse, du molybdène et du cuivre, un composé excellent pour préserver la couleur de vos cheveux.

LE CÉLERI
Le jus de céleri regorge de bienfaits pour la santé et est particulièrement bénéfique pour votre pression sanguine et votre système cardio-vasculaire. Il aide à réduire les inflammations, nettoie et détoxifie notre organisme. On le soupçonne même d'être un allié contre le cancer.

LE CHOU
Le chou cru soulagera votre système digestif et est particulièrement bénéfique pour prévenir et même traiter les ulcères gastriques.
Comme beaucoup de légumes crucifères il comporte des composés soufrés qui sont supposés réduire les risques de cancer.
Le jus de chou a un goût puissant et il vaut mieux le mélanger à d'autres légumes pour en atténuer la saveur.

LES BETTERAVES

Les betteraves constituent un détoxifiant de choix pour votre foie. Les betteraves sont truffées de bétaïne, une substance qui aide à réduire les dépôts de gras dans le foie et améliore le fonctionnement de votre système cardio-vasculaire. Du fait de la puissance de leurs principes actifs, nous vous recommandons de commencer par intégrer de petites quantités de betteraves à vos jus. Une moitié de betterave de taille normale devrait suffire aux débutants. Extrayez une betterave entière une fois que saurez comment votre organisme répond à leur action « nettoyante ».

LE PERSIL

Le persil est bien plus qu'un accompagnement, c'est un autre grand détoxifiant, comme l'est la betterave. Il agit notamment sur le foie et les reins. Le persil est si bon pour vos reins que son jus est souvent recommandé en prévention des calculs rénaux et même en traitement de ceux-ci.

Considéré comme encore plus puissant que le jus de betterave, le jus de persil devrait être évité par les femmes enceintes et ceux d'entre vous qui suivent un traitement visant à fluidifier le sang. Comme la betterave, nous recommandons de commencer à l'intégrer à vos jus en petites quantités. Une demi-douzaine de brins devrait représenter une quantité de départ suffisante. Comme la plupart des légumes verts, vous ne tirerez pas une grande quantité de jus ou d'éléments nutritifs du persil si vous n'avez pas d'extracteur. Nous vous recommandons même d'attendre d'avoir un extracteur avant d'ajouter le persil à vos recettes de jus si vous ne voulez pas être déçus.

LE CONCOMBRE

Le jus de concombre est un excellent tonique pour les reins et en boire de grandes quantités est recommandé si l'on souhaite dissoudre d'éventuels calculs rénaux.

Les concombres sont également une excellente source de silice minérale, utilisée par les tissus conjonctifs de votre corps, y compris dans la peau du visage. Un peu de silice supplémentaire dans votre régime alimentaire va raffermir votre peau et même en améliorer le tonus. Les témoignages positifs sur les effets embellissant du jus de concombre frais pullulent sur internet.

LES TOMATES

Non seulement elles sont délicieuses au goût, mais les tomates font des merveilles dans un jus de légumes. Les tomates sont riches en vitamines et regorgent de lycopène, un antioxydant bénéfique pour votre système cardiovasculaire. Une fois extrait, le jus de tomate devient hautement disponible pour l'organisme. Si vous pensez à le mélanger avec certains de nos autres jus préférés comme la carotte, le céleri et le persil, vous vous assurez alors de disposer d'un véritable concentré de santé et d'énergie dans le moindre petit verre.

LE CHOU KALE

Superstar nutritionnelle, le chou Kale est un concentré de vitamines vertes, accompagné d'un excellent niveau de provitamines A, vitamines C et vitamines B. Notez qu'il met à votre disposition de la vitamine K, si difficile à trouver. Le chou Kale regorge aussi de minéraux comme le calcium, le potassium, le manganèse et le cuivre.

Le jus de chou frais contient aussi une forte concentration de composés organiques soufrés qui sont étudiés pour leurs effets anticancéreux, notamment en cas de cancer de l'estomac, du côlon, de cancer ovarien et de cancer du sein.

Sans un extracteur décent, vous serez probablement déçus par le rendement des feuilles de Chou Kale. Nous vous recommandons plutôt d'en faire des smoothies jusqu'à ce que vous puissiez en révéler toutes les qualités avec un extracteur.

Note au responsable principal des achats du foyer

Acheter des légumes et des fruits peut s'avérer un véritable parcours du combattant. Voici deux règles de base que nous vous recommandons de suivre lors de chaque achat :

1) L'habit ne fait pas le moine. Ne jugez pas un légume en vous fiant à son apparence.
2) Tous les produits ne sont pas égaux.

Vous allez sans aucun doute devenir expert de la différenciation entre les produits biologiques, les produits frais produits localement et les légumes aux pesticides achetés en supermarché.
Chacune de ces solutions a ses qualités et toutes présentent certains risques pour le consommateur. Ce qui ne changera jamais, c'est la préparation nécessaire à la consommation de ces produits.

Peu importe où vous achetez vos produits, votre jus devra toujours être précédé par le nettoyage de vos fruits et légumes. Cela concerne les produits « prêts à consommer » ou « déjà lavés ». Vos produits peuvent être contaminés à la suite du trajet entre le marché et votre cuisine.

Vous devriez absolument laver vos produits avant de faire vos jus.

Trente secondes de nettoyage sous l'eau du robinet sont une précaution minimum. Nous recommandons plutôt de laisser tremper vos produits quinze minutes dans de l'eau additionnée de 1/10ème de vinaigre blanc.
Les trente secondes sous l'eau du robinet vont éliminer les ¾ des pesticides éventuels mais le vinaigre, si vous respectez la durée conseillée de 15 minutes, va réduire le nombre de bactéries et de virus de façon significative.

N'achetez pas de produits de nettoyage spécifique aux légumes, leur efficacité est loin d'être démontrée.

Maintenant que nous sommes au point sur la préparation des produits, retournons à la source de ces produits.

Les marchés de producteurs sont généralement l'option la plus sûre car les fruits et légumes sont produits localement, limitant ainsi les risques d'exposition aux contaminants étrangers ou les parasites qui pourraient se loger dans vos produits.

Acheter sur un marché de producteur sera-t-il moins cher ? Pas nécessairement. Informez-vous des habitudes de vos maraîchers locaux : sont-ils susceptibles de baisser leurs prix pendant les dernières heures du marché ? Aurez-vous droit à une ristourne pour plusieurs produits achetés ?
Les fruits rouges, les melons et les légumes-feuilles devraient être achetés localement. Vous réduirez ainsi le risque de consommer des produits exposés à des maladies exotiques ou à des parasites étrangers à nos climats tempérés.

Acheter des produits issus de l'agriculture biologique réduit considérablement le risque d'exposition aux pesticides. Cela étant dit, ils peuvent toujours contenir des parasites. Et les produits biologiques sont bien plus chers. Nous vous recommandons de ne pas trop vous focaliser sur l'aspect biologique des produits dont vous extrayez le jus.

En effet, de nombreux produits sont généralement peu contaminés par les pesticides : c'est le cas des ananas et des brocolis, par exemple. Pour tous les autres produits, faites le bon choix en gardant à l'esprit que les avantages nutritifs des produits biologiques ne sont pas clairement démontrés.

Enfin, il a été démontré que les bénéfices apportés par une consommation supplémentaire de légumes seraient largement supérieurs aux risques occasionnés par le surplus de pesticides associés.

Si vous souhaitez toutefois vous assurer de ne pas consommer indûment des pesticides et décidez de ne pas acheter de produits biologiques, nous vous recommandons de peler les produits réputés pour leurs fort taux de pesticides : les pommes, les concombres, les carottes...

Préparation : 30 secondes et 15 minutes pour éradiquer les risques

Les jus crus se dégradent dans le temps. Pour tirer tous les bénéfices nutritionnels d'un jus, vous avez une "fenêtre de tir" de quelques heures qui permet de le consommer dans de bonnes conditions. Après ce laps de temps, le jus se dégrade. En réalité, dès les premiers instant qui suivent sa fabrication, le jus commence à s'oxyder. Après quelques heures, les bactéries vont commencer à apparaître.

Après ça, votre jus ne sera plus aussi riche en nutriments. Il est donc préférable de consommer votre jus immédiatement. Si vous ne pouvez pas le consommer dès sa fabrication, vous devriez le verser dans un flacon hermétique et le réfrigérer.

Une fois que vous avez acheté vos légumes et vos fruits, conservez-les au réfrigérateur dans un récipient propre. Vos produits devraient déjà être lavés une première fois avant de les mettre au réfrigérateur. Mais cela ne doit pas vous empêcher de les laver une nouvelle fois avant l'extraction. Plus important encore, vous devriez soigneusement laver votre extracteur avant et après chaque utilisation afin de le débarrasser de toutes les bactéries qui s'y accumulent.

Planifiez vos recettes de jus pour la semaine. Privilégiez les fruits et légumes qui se gâtent le plus rapidement pour les jus du début de la semaine et réservez ceux qui se conservent plus longtemps pour la fin de semaine.

Éviter les contaminations croisées en veillant à ce que votre zone de fabrication de jus soit vierge de tout contaminant et réservée à cette seule activité. Vous ne devriez rien faire d'autre que du jus sur une zone dédiée.

Une fois que vos produits sont transformés en jus, consommez-le ou stockez-le mais faites-le immédiatement. Si du jus a été extrait en excès, vous pouvez le congeler.

Voila, vous possédez maintenant les clés nécessaires pour vous lancer dans la fabrication de jus de légumes et de fruits.

Respectez les règles d'hygiène élémentaire rappelées dans cette section du Guide Pratique des Fruits et des Légumes et restez simples dans vos recettes. Les jus vous le rendront au centuple.

L es produits biologiques sont recommandés pour éviter les pesticides, en particulier si vous recherchez un effet détoxifiant.

En cas d'utilisation d'ingrédients non biologiques, faites tremper et frottez vos légumes dans de l'eau tiède additionnée d'un filet de vinaigre pour enlever les cires et les pesticides.

Cette précaution est particulièrement pertinente pour le céleri, le chou frisé et le concombre.
Si nous devions vous recommander l'achat d'un seul légume biologique pour en extraire le jus, nous vous conseillerions la carotte.
Les carottes biologiques ne sont généralement pas beaucoup plus chères que celle du maraîcher de votre marché local.
Comme les carottes absorbent les toxines du sol où elles sont cultivées, vous auriez intérêt à les acheter issues de l'agriculture biologique, si vous pouvez vous le permettre.

Un bon conseil supplémentaire pour la fabrication de jus serait d'ajouter un ou deux glaçons et un peu de jus de citron frais au fond du récipient ou vous collectez vos jus. Vous retarderez ainsi l'oxydation et la dégradation de vos jus.
Ne tardez jamais à nettoyer votre extracteur. Les résidus de fruits et de légumes sont bien plus difficiles à nettoyer après qu'ils aient séchés. Buvez votre jus immédiatement après fabrication et nettoyez votre extracteur de jus dans la foulée. Si vous ne pouvez pas nettoyer votre extracteur de jus immédiatement, rincez-le immédiatement après utilisation en attendant le nettoyage.

Si vous lavez votre extracteur au lave-vaisselle, sachez qu'il est recommandé de le rincer rapidement sous le robinet tiède avant de le mettre dans le lave-vaisselle.
Si vous extrayez beaucoup de carottes, votre extracteur peut se teinter en orange. Pour éviter ce désagrément, pensez à toujours rincer immédiatement votre extracteur après avoir versé votre jus dans un verre. Vous pouvez aussi le faire tremper dans de l'eau chaude et savonneuse.

Essayez de consommer vos jus l'estomac vide. Deux heures au moins devraient séparer votre dernier repas de la consommation de jus. Ceci permet une ingestion rapide et harmonieuse des éléments nutritifs des jus, sans aucune interruption du processus digestif.

Ceux d'entre vous qui cherchent à perdre du poids doivent être conscients que l'un des principaux avantages de la consommation de jus est qu'elle supprime la sensation de faim. Boire un jus pendant un repas ne vous permettra pas de profiter de cet avantage.

Nous sommes conditionnés à manger tout ce que nous voyons devant nous. Assurez-vous donc de ne pas manipuler de nourriture pendant les 20-30 qui suivent la consommation de votre jus. Ce laps de temps permettra à votre organisme de "savoir" qu'il n'a plus faim, le jus et son effet rassasiant ayant eu le temps d'agir.

Votre extracteur doit être opérationnel en permanence. Si vous avez faim et besoin d'une collation, les 5 minutes de nettoyage nécessaires pour nettoyer votre extracteur vont irrémédiablement vous orienter vers une barre chocolatée ou une autre mauvaise solution.

Gardez votre extracteur prêt à agir à chaque instant. C'est la garantie qu'un jus, et pas une barre chocolatée, vous nourrira la prochaine fois que vous aurez faim.

EST-IL CONSEILLÉ DE MANGER LES FIBRES QUI RÉSULTENT D'UNE EXTRACTION ?

Manger la pulpe et les fibres résultant d'une extraction ne pose pas de problème. La plupart des gens les jettent ou les compostent, mais vous pouvez très bien les manger.

La plupart des éléments gustatifs ayant été retirés, cette pâte a peu de saveur, mais cela ne signifie pas que vous ne pouvez pas faire preuve de créativité pour ne pas gaspiller ce qui est, malgré tout, de la nourriture.

PELEZ-VOUS LES FRUITS AVANT D'EN EXTRAIRE LE JUS ?

Dans la plupart des cas, non. Les pommes, les poires et même les ananas peuvent être mis dans un extracteur tels quels, sans les peler. La peau des agrumes est souvent amère, on évite donc le plus souvent de la garder. Mais c'est essentiellement une question de goût. Si vos fruits ne sont pas issus de l'agriculture biologique, vous pouvez envisager de tous les éplucher de manière à supprimer les pesticides et les conservateurs chimiques de votre jus. Cependant, comme beaucoup des nutriments les plus bénéfiques se situent juste sous la peau, il est donc souvent préférable d'éviter de les peler, sauf si vous avez une bonne raison de le faire.

PUIS-JE CONSERVER MON JUS ET LE BOIRE ULTÉRIEUREMENT ?

Ce n'est pas vraiment une bonne idée. La principale raison est que les enzymes nutritifs présents dans votre jus frais commencent à se dégrader après seulement quelques minutes. Si vous mettez votre jus au réfrigérateur et le buvez plus tard, vous aurez perdu beaucoup des bénéfices qu'offrait votre jus fraîchement extrait.

EST-IL POSSIBLE DE CONSOMMER TROP DE JUS?

Oui et non. Non, il n'est pas malsain de boire le même jus chaque jour - en particulier si vous vous en tenez à l'associations fruits et légumes qui feront beaucoup pour votre santé.

Cependant, on oublie souvent de considérer le fait que les jus fraîchement extraits comportent beaucoup de calories. Un jus de légume est préférable à un croissant et un beignet au petit déjeuner, mais boire du jus ne signifie pas que vous ne prendrez pas du poids ou que vous ne consommerez pas des quantités malsaines de sucre.

POURQUOI VAUT-IL MIEUX FAIRE SON JUS SOI-MÊME QUE DE L'ACHETER EN BOUTEILLE ?

On pourrait être tenté de renoncer à la fabrication de jus en optant pour un des soi-disant «jus fraîchement pressé» que vous trouvez au supermarché. Mais le jus que vous aurez fait vous-même comportera tous ses enzymes et ses nutriments. Ces derniers se détériorent s'ils ne sont pas consommés immédiatement. Peu importe à quel point le jus que vous achèterez a été produit localement ou récemment : le jus que vous achetez ne sera jamais aussi bon pour votre santé que le jus que vous faites vous-même. Sans parler des sucres ajoutés et autres conservateurs qui pullulent dans le jus en bouteille. Lorsque vous faites votre jus vous-même, vous savez exactement ce que vous mettez dedans.

JE SUIS DIABÉTIQUE, PUIS-JE FAIRE ET BOIRE MES PROPRES JUS ?

Avant tout, consultez un médecin avant de faire des changements alimentaires qui pourraient affecter votre condition ou interférer avec de traitements ou des médicaments. Il paraît préférable de vous en tenir aux jus de légumes si vous souffrez de diabète. Votre médecin traitant sera le plus à même de vous conseiller.

PUIS-JE UTILISER UN MIXEUR ?

Oui, vous pouvez utiliser un mixeur pour faire des jus. Cependant, il sera préférable de filtrer le jus obtenu pour en enlever la fibre. Un tamis fin vous sera utile dans ce cas. Si vous avez des doutes, essayez de vous procurer une centrifugeuse à moindre coût. La plupart des personnes qui abandonnent le projet de faire leurs propres jus le font car elles n'ont pas un bon équipement.

COMMENT OBTENIR DU JUS DE LÉGUMES-FEUILLES ?

Obtenir du jus d'une feuille d'épinard peut être difficile si vous utilisez une centrifugeuse. Les légumes verts à feuilles contiennent peu de jus. Il est intéressant de souligner, cependant, que leur jus est extrêmement riche et est excellent pour la santé. Si vous aimez le jus des légumes-feuilles, pensez à investir dans un extracteur. Vous pouvez aussi acheter un extracteur manuel, moins coûteux, que vous n'utiliserez que pour les légumes-feuilles et l'herbe de blé. Cette option, plus abordable, vous demandera évidemment un peu d'huile de coude !

LE GUIDE PRATIQUE DES INGRÉDIENTS POUR PRODUIRE DES JUS DE FRUITS ET DE LÉGUMES

Bienvenue dans le Guide des Meilleurs Ingrédients pour faire des Jus. Cette partie est un élément-clé du Guide Définitif des Jus de Fruits et de légumes Crus.

Les avantages des Jus de Betteraves

Les betteraves sont l'un des ingrédients les plus étranges qui soit. Elles ont l'air terne et sans vie vues de l'extérieur, mais coupez-les et vous révélerez leur belle chair pourpre. Leur aspect est trompeur, les betteraves devraient avoir une saveur comparable à la carotte ou la pomme de terre, si on considère leur origine, mais elles ont en réalité un goût proche du maïs sucré.

Les betteraves ne sont pas seulement étranges, elles sont aussi incroyablement bénéfiques. Si vous recherchez un aliment extrêmement sain et bénéfique, vous l'avez trouvé.

10 raisons de commencer la fabrication de jus de betteraves dès aujourd'hui :

RÉDUIT LA PRESSION ARTÉRIELLE

Selon certaines études, les betteraves diminuent votre de tension artérielle. Un seul verre de jus de betterave pourrait réduire votre pression artérielle de 5 points, ce qui signifie que plusieurs verres par jour viendront probablement à bout d'une éventuelle hypertension.

Les bénéfices de la betterave sur la pression artérielle proviennent de l'action des nitrates contenus dans la betterave, que nos organismes transforment en oxyde nitrique. L'oxyde nitrique assouplit les artères, les capillaires et les veines, ce qui va permettre de réduire la pression artérielle en fluidifiant le flux sanguin.

COMBAT ET PRÉVIENT L'INFLAMMATION

Selon le site américain WHFoods, l'avantage principal de la betterave est qu'elle contient un nutriment appelé la bétaïne. La bétaïne favorise la protection des protéines, des enzymes et des cellules de notre corps contre les effets négatifs exercés par notre environnement.

La betterave va réduire les risques de gonflement, protéger nos organes principaux, réduire la menace d'un certain nombre de maladies chroniques et améliorer l'ensemble de nos fonctions vasculaires. Enfin, les betteraves apportent à notre organisme de nombreuses propriétés anti-inflammatoires qui vont l'affecter positivement.

AMÉLIORE L'ENDURANCE

Un autre avantage impressionnant du jus de betterave est sa capacité à améliorer l'endurance. Grâce à l'action des nitrates contenus dans les betteraves, notre corps produit plus d'oxyde nitrique et nos vaisseaux sanguins sont plus dilatés. Comme les vaisseaux sanguins se relâchent, une quantité supérieure de sang peut circuler dans nos veines. Cette augmentation du flux sanguin équivaut à une augmentation de la quantité d'oxygène que votre sang transporte vers vos muscles, vous autorisant une plus grande endurance.

Une étude a montré que le fait de boire un verre de jus de betterave avant une activité sportive permettait de résister 16 % plus longtemps. Les betteraves peuvent permettre de réduire la quantité d'oxygène consommée lors d'une activité de faible intensité, mais aussi d'augmenter l'endurance du corps pendant une activité de haute intensité.

AMÉLIORE LA DÉTOXIFICATION

Ce que nous préférons dans la betterave c'est qu'elle est très efficace pour détoxifier nos organismes.

Les betteraves contiennent de la bétaline, un nutriment qui donne à ce légume sa belle couleur pourpre. La Bétaline contribue à accélérer le processus de détoxification en facilitant la liaison nécessaire aux toxines pour être expulsées hors de l'organisme. Une fois liées, les toxines prendront le plus court chemin vers les toilettes. Un avantage induit du jus de betterave est qu'il facilite le nettoyage de votre foie et de votre sang parce qu'il soulage ces derniers du travail d'élimination des toxines.

LUTTE CONTRE LA MALADIE

Aviez-vous déjà remarqué que les légumes de couleurs voyante sont ceux qui offrent le plus de bénéfices pour la santé ?

Une étude de l'Université Howard de Washington a découvert que la consommation d'extrait de betterave réduisait la taille des formations tumorales chez les animaux. L'extrait, administré dans l'eau de boisson des animaux, s'est avéré efficace pour réduire les tumeurs déjà propagées à plusieurs organes. Les scientifiques poursuivent leurs recherches sur l'utilisation de betteraves comme moyen de traiter les cancers de la prostate, du sein et du pancréas. Il semblerait qu'associer la betterave à une chimiothérapie pourrait améliorer les effets de cette dernière.

STIMULE LA LIBIDO

Saviez-vous que les betteraves étaient autrefois utilisées comme Viagra ? Les Romains considéraient la betterave comme un médicament, la consommant lorsqu'ils souhaitaient donner un coup de pouce à leur libido. La recherche leur à donné raison en découvrant que les betteraves étaient riches en bore, un minéral directement lié à la production d'hormones sexuelles. L'oxyde nitrique produit par votre corps lorsque vous mangez des betteraves augmente également la circulation sanguine, un des clés pour améliorer votre libido.

RICHE EN ANTIOXYDANTS

Saviez-vous que les betteraves sont l'une des meilleures sources d'antioxydants naturels ? Leur riche couleur pourpre signale que le légume regorge de sains nutriments, et que vous obtiendrez toutes sortes de composés phytochimiques, des vitamines et d'antioxydants en consommant du jus de betterave.

Les betteraves contiennent des nitrates, qui vont naturellement réduire la pression artérielle et augmenter le flux sanguin. Les bétalaïnes sont un antioxydant présent dans les betteraves qui pourrait nous aider à lutter contre le cancer et les maladies cardiaques.

HAUTE TENEUR EN FIBRE, FAIBLE TENEUR EN CALORIES

Lorsque vous préparez un jus d'orange, de mangue, ou encore d'ananas, vous obtenez un jus qui contient une quantité élevée de sucre. C'est la consommation de ce type de jus qui peut rendre la perte de poids difficile.

Avec les betteraves vous obtenez un jus d'une très faible teneur en calories. Un verre de jus de betterave contient moins de 70 calories, ce qui signifie que vous pouvez en boire plusieurs sans que cela n'influence vraiment votre apport calorique. De plus, les betteraves sont riches en fibres, ce qui va vous aider à éliminer les toxines, nettoyer vos intestins, et vous aider à vous sentir rassasié plus longtemps.

ÉNERGIE LONGUE DURÉE

Saviez-vous que les betteraves regorgent de sucre ? Nous ne parlons pas du même genre de sucre que vous trouvez dans les autres fruits, mais d'un sucre plus lent, que votre organisme prendra plus de temps à absorber.

Cela signifie que la consommation de betteraves vous fournit une source d'énergie stable, sans affecter votre taux de sucre dans le sang. Vous ne ressentirez pas le pic énergétique qui suit la prise d'un jus de fruit, mais l'énergie fournie par la betterave durera bien plus longtemps.

RICHE EN VITAMINES ET MINÉRAUX

Les betteraves sont gorgées de vitamine C, l'une des vitamines les plus importantes pour notre organisme. Un verre de jus de betterave contient presque autant de vitamine C qu'un verre de jus d'orange, de sorte que vous pouvez stimuler votre système immunitaire, accélérer vos processus de guérison et de lutter contre les toxines beaucoup plus efficacement avec du jus de betterave.

Les betteraves contiennent aussi du bêta-carotène et de la vitamine A, cette même vitamine que vous trouvez dans les carottes. Mais aussi de la vitamine B, de l'acide folique, du magnésium, du phosphore, du potassium et du fer. Toutes ces vitamines et ces minéraux font des merveilles à notre corps.

CONCLUSION

Les betteraves sont l'un des aliments les plus sains que vous pouvez manger. Si vous voulez ajouter de la couleur et de la vie à vos jus, les betteraves sont la solution.

Faire du jus de betterave est bien plus simple que les manger entières. Vous n'aurez pas à perdre du temps à les faire cuire, il vous suffira de les extraire et d'en boire le jus délicieux. Vous en obtiendrez tous les éléments nutritifs, sans avoir à supporter la pagaille sur votre plan de travail et les heures passées à attendre pour les cuisiner. Les avantages de la betterave se retrouveront directement dans votre verre.

Les avantages des jus de Chou Kale

Le chou Kale est un de ces aliments qu'on aime ou qu'on déteste. Malheureusement sa forte saveur amère fait pencher la plupart d'entre nous du mauvais côté.

Saviez-vous que ces mêmes éléments nutritifs, ceux qui lui donnent sa forte saveur amère sont les mêmes que ceux qui en font l'un de légumes les plus sains ? Si vous souhaitez ajouter quelque chose à vos jus, vous verrez que le chou kale représente un premier choix, probablement le meilleur. Il a beaucoup plus de nutriments que les épinards, les blettes et le brocoli. Il déborde d'éléments nutritifs qui apportent de nombreux bienfaits à notre santé.

Lesquels ? Découvrez 10 d'entre eux ci-dessous :

RICHE EN FER

Le fer est l'un des nutriments les plus importants pour votre corps. Sans fer, votre corps ne peut pas produire de globules rouges. Les globules rouges sont responsables non seulement du transport de la nourriture que vous mangez, mais aussi de l'oxygène que vous respirez. Un manque de globules rouges conduit à l'anémie, qui cause à la fois fatigue et malnutrition.

Heureusement, le jus de chou Kale est riche en fer. Il contient plus de fer par calorie que le bœuf, de sorte que vous pouvez obtenir beaucoup plus de fer en buvant du jus de chou Kale qu'un mangeant un steak. Un des autres avantages du jus de chou Kale est que le fer qu'il contient contribuera à détoxifier votre foie !

DES DOSES ÉLEVÉES DE VITAMINE K

La plupart des gens connaissent les vitamines A, C et E, mais ont tendance à méconnaître la vitamine K. La vitamine K est nécessaire au sang pour coaguler, ce qui est vital pour cicatriser en cas de formation de plaies. La vitamine K est également nécessaire à la bonne santé des os et des tissus de nos organismes et à l'échange d'informations entre les neurones.

Cela en fait l'une des vitamines les plus importantes pour notre santé. Une étude réalisée au centre universitaire de gériatrie de Montréal a montré que la vitamine K interviendrait également dans le traitement du maintien de fonctions cognitives à des âges avancés.

Remarque :
Tout est question d'équilibre. Trop de vitamine K peut être nocif à ceux d'entre nous qui prennent des traitements anticoagulants. Si vous prenez ce type de médicaments, il est préférable de vérifier avec votre médecin sa compatibilité avant d'intégrer du jus de chou Kale à votre régime alimentaire.

FAIBLE EN CALORIES

Saviez-vous qu'une pleine tasse de jus de chou Kale contient seulement 36 calories ? Un des plus grand avantage du jus de chou Kale est le fait qu'il est faible en calories, de sorte que vous pouvez en boire autant que vous voulez sans risquer de tomber dans l'excès.

Une des grandes qualités du jus de chou Kale est qu'il est riche en fibre. Que vous choisissiez de le passer à l'extracteur ou au blender, les deux options restent saines.

OBTENEZ PLUS D'ANTIOXYDANTS

Le chou Kale contient des antioxydants comme les caroténoïdes, qui bénéficieront à la fois à vos yeux et à votre peau. Des flavonoïdes également sont présents dans le chou Kale, mais l'un des plus grands avantages du chou Kale est sa contenance élevée en antioxydants.

Non seulement ces antioxydants vont contribuer à nous débarrasser des toxines qui s'accumulent dans notre corps, mais ils pourraient aussi avoir une action positive contre le cancer, les inflammations, les maladies cardiaques et bien d'autres maladies.

LUTTER CONTRE L'INFLAMMATION

L'inflammation est à la fois la cause et le symptôme de nombreux problèmes de santé. Par exemple, la douleur chronique est habituellement causée par le gonflement, comme dans la polyarthrite rhumatoïde.

Heureusement, le jus de chou Kale peut faciliter la réduction du gonflement. Le chou Kale contient des Omega-3 et des acides gras qui peuvent prévenir l'inflammation causées par l'arthrite, les troubles auto-immunes, et même l'asthme.

AMÉLIORE LA SANTÉ CARDIOVASCULAIRE

Une des grandes qualités du jus de chou Kale c'est qu'il est excellent pour votre cœur, qui est probablement l'organe le plus important de notre corps!

Les antioxydants contenus dans le chou Kale vont permettre de protéger votre cœur contre le passage du temps et les traces laissées par les activités quotidiennes. Les vitamines contenues dans le chou Kale vont permettre de réduire votre pression sanguine, de renforcer votre muscle cardiaque et de dilater les vaisseaux sanguins afin d'améliorer la circulation sanguine. Si vous buvez du jus de chou Kale en gardant ses fibres, vous réduirez votre taux de cholestérol. Dans l'ensemble, le chou Kale est l'un des légumes les plus recommandé si vous vous inquiétez pour le fonctionnement de votre cœur.

DÉTOXIFIER

La plupart des gens boivent du chou Kale pour son action détoxifiante. Il est vrai qu'il est l'un des aliments les plus détoxifiants qu'on puisse trouver. Les fibres de ses feuilles aident à capturer les toxines que vous évacuerez par des voies naturelles plus tard. Tant que vous ajoutez un peu de chou Kale à vos jus, vous obtiendrez toutes les fibres dont vous avez besoin.

Le chou Kale contient également un minéral : le soufre. Lorsque des molécules de soufre entrent en contact avec des toxines et des radicaux libres, elles ont tendance à se fixer à ces toxines. La combinaison de soufre et de toxines est plus aisément évacuée par votre corps, ce qui fait du chou Kale une excellente solution de détoxification.

AMÉLIORER L'IMMUNITÉ

Saviez-vous que les radicaux libres et les toxines ralentissent le fonctionnement de notre système immunitaire? Notre système immunitaire est obligé de les traiter avant de pouvoir s'occuper des bactéries et autres agents pathogènes qui cherchent à l'envahir. En détoxifiant votre corps avec chou Kale, vous soulagez votre système immunitaire.

Le chou Kale est également très riche en vitamine C, cet antioxydant qui augmente la capacité de notre corps à se défendre contre les agressions extérieures. Donnez un coup de pouce à votre système immunitaire, donnez lui un verre de jus de chou Kale.

AMÉLIORER LA SANTÉ DES YEUX

Les carottes sont réputées être l'aliment le plus bénéfique pour le bon fonctionnement des yeux, mais le chou Kale est pratiquement aussi bénéfique. Le chou Kale est riche des mêmes caroténoïdes contenus dans les carottes. Les caroténoïdes sont des nutriments fondamentaux que votre corps peut utiliser pour produire de la vitamine A, la vitamine la plus importante pour la santé des yeux. La vitamine A contenu dans le chou Kale va aider à prévenir la dégénérescence des cellules de vos yeux et assurera leur bon fonctionnement pour les années à venir.

Le chou Kale contient deux très puissants caroténoïdes : la lutéine et la zéaxanthine, qui empêchent les rayons UltraViolets du soleil d'endommager vos yeux.

Jus de chou Kale n'est peut-être pas aussi savoureux que le jus de pomme, d'orange ou d'ananas, mais il offre beaucoup plus de nutriments globalement bénéfiques pour notre santé.

Les légumes-feuilles peuvent être difficiles à consommer, et il peut être fastidieux de les faire cuire. Extrayez-les et vous obtiendrez un jus savoureux vous pourrez mélanger avec d'autres jus afin de rendre sa saveur beaucoup plus acceptable. Le chou Kale est particulièrement difficile à manger seul, mais en faire du jus le rend presque agréable. Vous obtiendrez tous les enzymes, les vitamines et les minéraux dont vous avez besoin dans un petit verre que vous pourrez avaler en quelques gorgées.

Bienfaits des jus de carottes

es carottes sont consommées à la fois pour leurs racines et pour leurs fanes. Il existe de nombreuses variétés de carottes qui peuvent être cuites ou transformées en jus. Les carottes font un jus délicieux et très prisé car il est extrêmement sain et très agréable au goût, pour les enfants ou pour les adultes. Les carottes sont faciles à extraire et leurs avantages nutritionnels sont incroyables.

10 bénéfices du jus de carottes :

BONNE VUE

Qui n'a pas entendu ses parents lui dire, « Mange tes carottes... C'est bon pour tes yeux . » Eh bien, oui, consommer des carottes améliore votre vue parce que les carottes sont riches en vitamine A. Une carence en vitamine A peut conduire à une dégradation de la vue et même à une cécité nocturne.

Astuce carotte : Faites ce simple test pour vérifier que vos yeux ne souffrent pas d'une carence en vitamine A : Passez rapidement d'une pièce où la lumière est vive à une pièce sombre. Si vos yeux ont du mal à s'adapter rapidement à ces changements de luminosité, vous pourriez souffrir d'une carence en vitamine A.

RÉDUIRE LES RISQUE DE MALADIE

Avec leurs grandes quantités de bêta-carotène, les carottes crues sont réputées être des alliées dans la lutte contre le cancer. Des études ont montré que la vitamine A contribuerait à la prévention du cancer par ses propriétés antioxydantes qui élimineraient les radicaux libres présents dans notre corps.

Le jus de carotte est truffé de bêta-carotène qui se transforme en vitamine A. Ce puissant antioxydant va briser les radicaux libres qui pourraient endommager les cellules saines de notre corps. Le jus de carotte jus est également réputé diminuer les risques de développer divers cancers, notamment celui du sein et de la peau grâce au bêta-carotène qui neutraliserait les effets de l'oxydation.

DONNER DE L'ÉCLAT À VOTRE PEAU

Les caroténoïdes sont présents en abondance dans les carottes, et cela permet de donner de l'éclat à votre peau en raison de leurs propriétés antioxydantes. Les carences en vitamine A causeraient des sécheresses et des dommages à notre peau.

Les jus de carottes, riches en vitamine A vont profiter à votre peau et vous aider à retrouver une apparence saine grâce à leur action interne bénéfique. Le carotène est facilement absorbé par le corps lorsqu'il est mis à disposition sous forme de jus. Ce jus doit être consommé immédiatement après sa fabrication car les vitamines sont détruites par l'oxydation.

DÉTOXIFIER VOTRE FOIE

Le foie profite de l'effet détoxifiant de la vitamine A. Les avantages pour la santé du jus de carotte sont important : la vitamine A débarrasse le foie de sa graisse en excès. Pour bénéficier au maximum de son effet détoxifiant, buvez régulièrement du jus de carotte.

BÉNÉFIQUE EN CAS DE GROSSESSE

La vitamine A et C sont cruciales pour la bonne croissance de l'embryon. Boire du jus de carotte pendant la grossesse est une délicieuse façon de recevoir les nutriments dont la mère et le bébé ont besoin. Le jus de carotte peut également être aromatisé avec une petite quantité de gingembre frais pour aider à éliminer les nausées matinales du premier trimestre de grossesse.

Astuce carotte :

Le jus de carotte a une teneur en sucre élevé. Si vous êtes enceinte, consultez votre médecin traitant avant tout changement de diète. Assurez-vous de poser la question des quantités de carottes que vous devriez consommer quotidiennement.

FOURNIT DU POTASSIUM, ESSENTIEL À NOTRE ALIMENTATION

Le potassium est essentiel à la conservation de l'équilibre électrolytique et du niveau d'eau contenu dans les cellules de notre corps.

Le jus de carotte nous fournit du potassium, un composé utile pour éviter les crampes, réguler notre taux de cholestérol et équilibrer les niveaux de sodium dans le sang, ce qui permet de réguler notre pression artérielle.

Le potassium intervient également de façon essentielle pour les communications entre le système nerveux et l'activité musculaire.

Astuce carotte: Un bon remède pour arrêter les «tics» qui agitent quelquefois les contours de l'œil : boire du jus de carotte tous les jours. Le « tic » disparaitra rapidement.

SOURCE QUOTIDIENNE DE CALCIUM

Consommer du calcium quotidiennement est essentiel. Boire 25 cl de jus de carotte équivaut à 6 % des apports journaliers recommandés en calcium. Ce calcium est essentiel pour la formation et la bonne croissance des os. Il est également nécessaire pour garder vos dents fortes et en bonne santé. Le jus de carotte est facile à boire par les malades ou les personnes âgées qui ont du mal à mâcher. L'absorption du calcium doit être associée à la vitamine D, afin de faciliter son intégration par l'organisme.

Astuce carotte :
Combiné avec du jus de brocoli, le jus de carottes est une boisson idéale si on veut absorber du calcium.

CONTRÔLE DU POIDS

Pour ceux qui font attention à leur poids, le jus de carotte est un bon choix. Un verre de 25 cl de jus de carotte ne comporte que 80 calories. Le jus de carottes doit venir en tête de vos préférences alimentaire, car en dépit de sa pauvreté calorique, il se révèle riche en vitamines et en minéraux essentiels.

UN TEINT CLAIR ET LUMINEUX

Un grand verre de jus de carotte est une excellente façon de stimuler notre système immunitaire. La vitamine C contenue dans le jus de carotte offre un immense éventail d'utilisations pour notre organisme tout entier. Par exemple, elle permet de produire le collagène de nos muqueuses.

Astuce carotte :
Si vous décidez d'ajouter de la vitamine C à votre régime alimentaire, incluez des oranges, des citrons verts, ou des citrons à votre jus de carottes.

AMÉLIORE NOTRE SYSTÈME IMMUNITAIRE

Pour lutter contre les maladies et rester en forme, notre système immunitaire a besoin de vitamine A et C. Ces nutriments préservent notre santé, notre système digestif, nos voies respiratoires et même notre peau.

Conserver notre système immunitaire en bonne condition lui permet de mieux lutter contre les infections.

CONCLUSION

N'acceptez jamais de boire du jus de carottes en bouteille ou en conserve. Extraire du jus cru et frais de vraies carottes vaut amplement le temps que vous y passerez. Le retour sur investissement en termes de nutriments est incomparable.

Les avantages du jus de céleri

L e céleri est une plante savoureuse de la famille de l'aneth, de la carotte, du fenouil et du persil. Avec ses pétioles succulents le céleri peut être consommé cuit, cru et en jus. Cette dernière solution étant autrement plus riche d'un point de vue nutritionnel.

Tout est comestible dans le céleri. Les branches, mais aussi ses feuilles vertes. Assurez-vous de choisir des spécimens dont les branches seront les plus colorées et les plus sombres. Vous vous assurerez ainsi de consommer les plantes les plus riches en nutriments.

FAIBLE EN CALORIES ET RICHES EN VITAMINES

Le jus de céleri est un allié fantastique pour ceux d'entre nous qui veulent perdre du poids. Un verre de 25 Cl de jus de céleri cru contient seulement 42 calories. Il est aussi délicieusement riche en vitamines K et C. Notez que ses branches produisent une grande quantité de jus.

Avantages du jus de céleri pour aider à perdre du poids :
- régule les mouvements de l'intestin.
- Contrôles les flatulences (gaz).
- Relaxe, permet d'éviter l'anxiété et le grignotage occasionné par ce dernier.
- faible apport calorique.

FAVORISE LE SOMMEIL

Le jus de céleri contient du magnésium, qui peut être utile lorsque l'on a du mal à dormir, ou à rester endormi. Les troubles du sommeil peuvent être du à un manque de magnésium. Boire du jus de céleri va renforcer le bon fonctionnement de nos cellules, de nos nerfs, de nos muscles, de notre cœur et de nos os.

SOULAGE LES SYMPTÔMES DE LA MÉNOPAUSE

Bouffées de chaleur, sueurs nocturnes, anxiété, sont des problèmes fréquents rencontrées par les femmes ménopausées. Le jus de céleri peut être utilisé pour réduire les symptômes de la ménopause. Et contrairement à bien des traitements hormonaux, les bienfaits du jus de céleri n'ont que des effets secondaires positifs.

SOUTIENT L'ACTIVITÉ CARDIAQUE

Une ration de 25 Cl de jus de céleri contient environ 1057 milligrammes de potassium, ce qui représente 20% des apports nutritionnels journaliers recommandés pour les adultes. Le potassium est essentiel au maintien de l'activité électrochimique de votre cœur. Le potassium va permettre de conserver l'eau, à l'extérieur et à l'intérieur des cellules de notre corps et ainsi équilibrer vos électrolytes.

Le potassium est un minéral essentiel, comme les électrolytes. Il participe à l'équilibre du corps en contrôlant son équilibre acido-basique, qui régule les fonctions musculaire et nerveuse. Vous avez besoin de potassium lorsque vous voulez gagner en masse musculaire ou lorsque vous pratiquez une activité physique.

PRÉSERVE VOS OS ET VOS DENTS

Nous avons besoin de calcium pour préserver nos os et avoir des dents saines. Il est essentiel pour préserver notre ossature. Une ration de jus de céleri contient 162 milligrammes de calcium, ce qui représente environ 16 % des AJR (apports journaliers recommandés) pour un adulte et 13,5 % pour une femme enceinte.

Remarque: Nous vous conseillons d'ajouter du jus de céleri à votre alimentation quotidienne. Vous vous assurez ainsi une source abondante de vitamines et de minéraux. Assurez-vous de boire le jus dès sa confection afin de bien ingérer l'intégralité des nutriments bénéfiques qui le composent.

ACCÉLÈRE LA CICATRISATION

Le jus de céleri déborde de vitamine K.

Avec un grand verre de jus de céleri, vous ingérez 118 microgrammes de vitamine K.

C'est exactement la quantité quotidienne dont votre organisme a besoin.

Avantages de la vitamine K contenu dans le jus de céleri :
- Contribue à la coagulation, essentielle à la cicatrisation.
- Facilite la récupération après une contusion.
- Vous protège de saignements anormaux, souvent dus aux carences en vitamine K.
- Vous apporte 100% des AJR dans un verre de 25 cl.

PROTÈGE VOTRE SYSTÈME DIGESTIF

Les polysaccharides à base de pectine contenus dans le jus de céleri fournissent une protection à votre tube digestif et votre estomac. Ces polysaccharides stockés dans le jus de céleri sont très apaisant pour votre estomac.

Sous forme de jus, le céleri est aussi efficace qu'entier et évite à votre estomac d'avoir à faire tout le « travail » de digestion.

De même, grâce à sa forme liquide, le jus permet à votre organisme de recevoir l'intégralité des vitamines et des minéraux.

DIMINUE LE TAUX DE CHOLESTÉROL

De nombreuses études tendent à montrer que le jus de céleri permet de faire baisser le taux de cholestérol dans le sang. C'est parce qu'il contient du butylphtalide, une substance qui a confirmé sa capacité à réduire les niveaux de « mauvais » cholestérol. Ce cholestérol s'accumule sur les parois des vaisseaux sanguins, et est la cause de très nombreux problèmes.

POURRAIT ÉVITER LA MALADIE

Le jus de céleri et un de ses composés, l'acide phonolique bloquerait l'action des prostaglandines, apparemment impliquées dans le développement de cellules cancéreuses.

On trouve aussi un autre élément dans le jus de céleri : les acétyléniques. Cet élément pourrait stopper la croissance des cellules cancéreuses. Le jus de céleri déborde aussi de coumarines, un phytonutriment connu pour son rôle dans l'inhibition des dommages causés par les radicaux libres et pour contrecarrer le développement des cancers du côlon et de l'estomac. Le jus de céleri est un bon moyen de prévention à ajouter à votre alimentation quotidienne.

RÉDUIT L'INFLAMMATION

Le jus de céleri va soulager les symptômes de l'arthrose et de la polyarthrite rhumatoïde. Contenant de la lutéoline, un puissant phytonutriment qui décourage la production de TNF-alpha, qui représente la cause directe de l'inflammation.

Astuce :
Si vous souffrez d'inflammation, ajoutez un verre de jus de céleri à votre régime alimentaire. Notez comment vous vous sentez le jour 1, le jour 2,

sur une période de 30 jours. Si vous ressentez une amélioration, intégrez le jus de céleri à votre routine quotidienne pour profiter de l'amélioration qu'il apportera indubitablement à votre santé.

CONCLUSION

Le jus de céleri cru contient des « enzymes » qui facilitent formidablement la transformation des aliments dans notre organisme. Boire du jus de céleri représente une sage décision. Ce légume est facile à ajouter à votre alimentation : hydratant et truffé de vitamines, il nettoie et détoxifie nos organismes.

Les avantages du jus de gingembre

Pour les japonais, le gingembre fait partie des bases du régime alimentaire. Servi mariné avec les sushi, il est préconisé en abondance en cas de mal de la gorge. Pas un jour ne se passe sans que, sous une forme ou une autre, le gingembre ne soit ajouté à la nourriture. Ce gingembre est supposé jouer un grand drôle dans l'excellente santé des japonais.

Si vous voulez améliorer l'efficacité de vos jus, ajoutez-y du gingembre. Non seulement vont jus auront meilleur goût, mais ils vous permettront aussi de :

RÉDUIRE LES RISQUES DE MALADIE D'ALZHEIMER

La maladie d'Alzheimer est une dégénérescence du cerveau impliquant certaines cellules, en particulier celles de la partie du cerveau qui contrôle la mémoire. Le gingembre a démontré sa capacité à ralentir le déclin des cellules du cerveau.

AMÉLIORE LA LIBIDO

Saviez-vous que le jus de gingembre a la capacité d'augmenter votre libido ? Dans les textes ayurvédiques traditionnels, le gingembre est présenté comme un aphrodisiaque. Il est réputé dilater les vaisseaux sanguins, augmentant la circulation sanguines, en particulier pour les organes sexuels.

APAISE VOTRE ESTOMAC

Un des avantages du jus de gingembre que l'on préfère est sa capacité à apaiser les estomacs. Que vous souffriez du syndrome du côlon irritable (SCI) ou plus généralement de maux d'estomac, boire du thé au gingembre ou manger du gingembre cru peut vous aider à apaiser vos douleurs estomac.

APAISER LA DOULEUR

Selon une étude scientifique, la prise de suppléments au gingembre au quotidien permet une réduction de 25 % des douleurs musculaires occasionnées par l'exercice sur la population étudiée. Les effets sont encore plus efficace avec du gingembre cru, non chauffé. Voilà pourquoi il est préférable de boire votre gingembre sous forme de jus, et non mélangé à du thé !

LUTTER CONTRE LES NAUSÉES
Selon une étude de l'Université de Rochester, le jus de gingembre permettrait de lutter contre la nausée. En particulier la nausée résultant de la prise de produits spécifiques à une chimiothérapie. Les patients ayant pris du gingembre avant leur traitement souffraient de 40 % de moins de nausées. Essayons de nous en souvenir après un repas trop copieux ou trop arrosé.

TRAITER L'ASTHME
L'asthme est une maladie grave qui affecte nombre d'entre nous à travers le monde. Bon nombre des bénéfices que nous tirons du jus de gingembre résident dans la zingerone, un composé antioxydant naturellement présent dans la racine.
La Zingerone facilite la relaxation des muscles et des voies respiratoires, les empêchant de se fermer ou de se contracter lors d'une crise d'asthme. Si vous souffrez d'asthme, buvez régulièrement du jus de gingembre afin de prévenir les effets des crises.

RÉDUIT L'INFLAMMATION
Le gingembre est l'un des meilleurs remèdes à prendre pour éviter les gonflements et les raidissements, en particulier ceux causés par l'arthrite. Le gingérol contenu dans la racine est un composé puissant qui peut aider à réduire le gonflement chez les patients souffrant d'arthrose causé par l'usure mais aussi de polyarthrite rhumatoïde.
Non seulement le gingembre peut aider à réduire le gonflement mais il permettra aussi d'éliminer la sensation de douleur et la difficulté à se mouvoir chez les personnes souffrant d'arthrite des articulations.

STIMULER L'IMMUNITÉ
Qui ne désire pas un système immunitaire plus puissant et plus actif ? Le gingembre favorise la transpiration, une activité qui permet de se débarrasser des toxines et d'améliorer notre immunité. La transpiration contient un agent spécifique qui va se débarrasser des germes et des bactéries qui pourraient nous infecter.

C'est la raison pour laquelle nous transpirons tant lorsque nous sommes malades.

C'est pour faire faire face à toutes sortes d'infections bactériennes, virales, fongiques et microbiennes. Ajoutez un petit morceau de gingembre à vos jus, et vous stimulerez votre système immunitaire.

Une des meilleurs cotés du gingembre, c'est qu'il donne à nos jus un petit goût acidulé et un peu sucré, qu'il ajoute une saveur agréable à tous nos jus. De plus, avec tous les avantages pour la santé que l'on vient d'énumérer. On aurait tort de se priver de cet allié, aussi nutritif que délicieux !

Les avantages du jus d'herbe de blé

Le jus de blé en herbe est très particulier. Vous l'aimez ou bien vous le détestez ! Il n'y a pas d'alternative avec ce jus qui est, littéralement, le résultat d'une « herbe ». Cependant, contrairement à du jus d'herbe commune, l'herbe de blé recèle nombres d'avantages pour la santé.

Saviez-vous qu'un verre d'herbe de blé est supposé contenir la même valeur nutritive que 10 kilos de légumes verts à feuilles ? Chaque tasse de jus d'herbe de blé représente une quantité inégalée de bienfaits pour votre santé.

Voici quelques-uns des avantages que vous obtiendrez en produisant du jus d'herbe de blé :

STIMULE LA CIRCULATION

L'herbe de blé a cette capacité étonnante d'augmenter la quantité d'oxygène que notre sang peut stocker. De plus, le blé en herbe est riche en fer, ce qui stimule notre production de globules rouges. Plus de globules rouges signifie plus d'oxygène et de nutriments dans votre sang, ainsi qu'une meilleure circulation sanguine. L'herbe de blé vous permet d'améliorer les avantages de la circulation du sang dans votre corps dans tous ses différents aspects.

NETTOIE LE FOIE

Le jus d'herbe de blé est habituellement consommé comme un agent de détoxification, car un des avantages les plus notables du jus d'herbe de blé est la capacité de cette plante à éliminer les toxines de notre corps. La haute teneur en fibres du jus d'herbe va fixer les toxines et faciliter leur élimination.

JUSQU'À LA GUÉRISON

Grâce à sa haute teneur en fer, le blé en herbe augmente le nombre de nos globules rouges et accélère la circulation des nutriments dont notre corps a besoin pour réparer nos plaies et nos blessures éventuelles. Boire du jus d'herbe de blé peut accélérer la guérison des plaies et des lésions de notre peau, et peut même être utilisé comme traitement topique (en application) de la peau.

ÉLIMINE LES ODEURS

Riche en chlorophylle, le jus d'herbe de blé excelle à débarrasser nos organismes des bactéries. De même, en boire régulièrement est une excellente solution pour améliorer notre souffle.

La mauvaise haleine provoquée par les bactéries présentes dans nos bouches et nos systèmes digestifs ne seront plus qu'un lointain souvenir. Nous pouvons même diminuer naturellement nos odeurs corporelles en buvant du jus d'herbe de blé.

TRAITEMENT DE L'ARTHRITE

Regorgeant de chlorophylle, l'herbe de blé nous fournit un nutriment supposé lutter contre l'inflammation. Traitant essentiellement l'arthrite et les gonflements articulaires, l'herbe de blé permet de réduire les douleurs et les inflammations tout en rendant la mobilité plus facile. Excellent analgésique, le blé en herbe est un des meilleurs remèdes à essayer pour soigner l'arthrite.

DIMINUE LA FATIGUE

Lorsque vous éprouvez de la fatigue, c'est généralement parce que votre corps manque d'énergie. Une personne en bonne santé et un corps sain doit obtenir une quantité d'énergie stable et fiable. Si vous ne vous sentez pas au mieux de votre forme, c'est probablement que vos globules ne peuvent pas transporter suffisamment de sang ou d'oxygène pour les besoins de notre organisme.

En intégrant de l'herbe de blé, riche en fer, à votre alimentation, le nombre de globules rouges qui circulent dans votre sang va augmenter significativement. Avec plus de globules rouges, vous serez en mesure d'avoir à disposition l'énergie dont vous avez besoin pour fonctionner correctement.

COMBAT LA MALADIE

Plusieurs études cliniques ont démontré les effets positifs que la consommation d'herbe de blé avait sur les symptômes de certains cancers : Amélioration de la régénération sanguine chez des patientes souffrant de cancer du sein et traitées par chimiothérapie, amélioration du nombre de globules rouges plasmatiques et de l'état de santé général de patients cancéreux en phase terminale, diminution du besoin de transfusion chez des enfants atteints de thalassémiques (forme d'anémie héréditaire) . Une étude a même montré les effets protecteurs de la chlorophylle (la chlorophylline en particulier) sur certaines tumeurs hépatiques (du foie).

LA LUTTE CONTRE L'OBÉSITÉ

La consommation d'herbe de blé pourrait être une bonne façon de prévenir l'obésité et de faciliter la perte de poids. Le jus d'herbe de blé stimule la glande thyroïde, une des glandes qui produit les hormones dont notre corps a besoin pour fonctionner correctement.

Les déséquilibres hormonaux sont un des facteurs principaux pour expliquer l'obésité. L'équilibre hormonal est une des clés pour lutter contre l'excès de poids. De plus, ce jus tient au ventre, de sorte qu'il supprime les fringales et réduit votre appétit.

STIMULE LE SYSTÈME IMMUNITAIRE

Notre système immunitaire lutte en permanence contre les divers agents pathogènes et infectieux qui pourraient lui nuire. Le jus d'herbe de blé est chargé d'enzymes et d'acides aminés qui protègent notre corps contre tous les agents pathogènes et toutes les substances dangereuses qui pourraient occasionner des problèmes de santé.

Les nutriments contenus dans le jus d'herbe de blé renforcent chaque cellule de notre corps, éliminent les toxines du foie, et neutralisent un grand nombre de polluants et de substances nocives qui pourraient nous nuire. Il libère notre système immunitaire et lui permet de se concentrer sur d'autres menaces.

AMÉLIORE LA FERTILITÉ

Boire du jus d'herbe de blé est un excellent moyen d'améliorer votre libido. Non seulement ce jus vous apportera un regain d'énergie, mais il stimulera la circulation sanguine. Une bonne circulation du sang vers vos organes sexuels augmentera votre endurance et votre vitalité générale et aussi votre production d'hormones. L'amélioration de la circulation du sang vers les organes génitaux est une des clés d'une activité sexuelle saine et fertile. Le jus d'herbe de blé est probablement l'un des jus les plus sains. Il devrait faire partie de la liste des produits à mettre en priorité dans vos jus.

Les avantages du jus d'ananas

Si je devais ajouter un ingrédient à chacune de mes recettes de jus, ce serait le jus d'ananas. Sa saveur acidulée permet de couvrir le goût du chou frisé ou du brocoli, tout en étant juste assez sucré pour rendre un jus agréable.

Je ne pense pas que je pourrais me lasser du jus d'ananas. Extrêmement polyvalent, il s'associe heureusement avec à peu près tous les fruits et tous les légumes existant sur la planète !

Mais l'ananas est bien plus qu'une merveilleuse saveur. Vous allez constater que ce fruit tropical est un des plus sains qui soit et qu'il mérite d'être ajouté à vos recettes de jus pour les raisons suivantes...

10 raisons d'ajouter l'ananas à vos jus :

COMBAT LES RADICAUX LIBRES

L'un des premiers avantages du jus d'ananas réside dans la dose importante d'antioxydants que ce fruit contient. L'ananas contient énormément de vitamine C, l'un des antioxydants les plus importants pour vous assurer un système immunitaire sain. La vitamine C est aussi très efficace pour se débarrasser des radicaux libres.

ÉVITE LES MALADIES CARDIAQUES

Pour ceux d'entre nous qui s'inquiètent à propos du fonctionnement de leur cœur, l'un des avantages du jus d'ananas est sa capacité à lutter contre les maladies cardiaques. La vitamine C contenue dans le jus d'ananas va prévenir l'oxydation du cholestérol, l'empêchant ainsi de se transformer en plaques qui pourraient venir obstruer les artères.

Riche en potassium, l'ananas va contribuer à équilibrer la quantité d'eau stockée par nos organismes. Trop de sodium et pas assez de potassium conduisent à une élévation de la pression artérielle, une situation rarement souhaitable. La richesse en potassium du jus d'ananas représente une bonne solution pour vous assurer de l'équilibre de vos électrolytes.

FACILITE LA PERTE DE POIDS

Qu'est-ce qui vous empêche de perdre du poids ? Le plus souvent, c'est juste cette envie tenace de manger quelque chose de sucré et de savoureux. Les ananas sont sucrés naturellement, et ils apaiseront ces fringales de sucre en même temps qu'ils ne mettront pas votre diète en péril.

L'ananas va aussi vous permettre de vous sentir rassasié si vous le mangez à la fin d'un repas. C'est une bonne idée pour conclure votre déjeuner ou votre dîner.

STIMULE L'IMMUNITÉ

La vitamine C est l'un des antioxydants les plus puissants au monde, et pourtant personne n'en consomme suffisamment au quotidien. Restez en bonne santé, ajoutez plus de vitamine C à votre régime alimentaire.

La vitamine C va donner un coup de pouce à notre système immunitaire, elle va protéger nos organismes contre les trop nombreuses bactéries, virus, champignons et microbes qui l'attaquent chaque jour. L'ananas contient aussi de la broméline, un composé qui lutte contre les microbes et les germes. Nous vous recommandons d'essayer l'ananas pour traiter la toux et même le rhume. Vous serez surpris par les résultats.

AUGMENTE LA SANTÉ DES OS

Vos os demandent du calcium pour être forts et en bonne santé, mais ils nécessitent aussi d'autres minéraux comme le silicium et le manganèse. L'ananas contient énormément de manganèse, au point qu'un seul petit verre de jus d'ananas nous en procure les ¾ des Apports Journaliers Recommandés.

L'ananas ne va pas seulement renforcer vos os, il va fortifier les tissus conjonctifs (tendons, ligaments, etc.) autour de nos os, ce qui va réduire drastiquement le risque de se blesser.

AMÉLIORE LA SANTÉ DES YEUX

Avec l'âge, les cellules oculaires ont tendance à se dégrader. La dégénérescence maculaire est quelque chose qui arrive à la plupart d'entre nous. L'une des solutions d'éviter la dégénérescence maculaire est d'augmenter notre consommation de vitamine C.

Enfin, le jus d'ananas contient du bêta-carotène, une substance nutritive que votre corps transforme en vitamine A, une vitamine nécessaire pour une bonne vision, en particulier une bonne vision nocturne.

AMÉLIORE LA DIGESTION

L'ananas contient une grande quantité de fibres, qui disparaissent lorsque nous le transformons en jus. Ce qui va rester, cependant, c'est une grande quantité de liquide. La forte teneur en eau de l'ananas aide à diminuer les risques de constipation, améliore le fonctionnement du système digestif en général, et garantit la bonne élimination des déchets. Consommer du jus d'ananas nous garantit un système digestif en bonne santé.

AMÉLIORE LA FERTILITÉ

Saviez-vous que le jus d'ananas est réputé affecter le système de reproduction ? Les antioxydants contenus dans le jus d'ananas vont augmenter la fertilité, et permettre de se débarrasser des radicaux libres. Les minéraux contenus dans le jus d'ananas ; le zinc, le cuivre, le bêta-carotène, l'acide folique et tous les autres, aident les hommes et les femmes à avoir des systèmes de reproduction sains. Pour ceux d'entre nous qui désirent avoir des enfants, boire du jus d'ananas peut augmenter vos chances de conception.

GUÉRIT LA PEAU

Boire du jus d'ananas est un bon moyen d'améliorer la santé de votre peau, on peut même aller jusqu'à appliquer le jus directement sur la peau comme une «lotion» naturelle. La vitamine C est primordiale si vous souhaitez avoir une peau saine. Plus de vitamine C signifie que votre peau va produire plus de collagène et d'élastine, tous les deux synonymes d'une peau jeune et saine. L'augmentation de votre consommation de vitamine C facilitera aussi la guérison de votre peau, tout en améliorant sa texture.

L'ananas vous offrira bien d'autres avantages. L'ananas est l'un des fruits les plus polyvalents de la planète, et il offre une vaste gamme de bénéfices qui n'ont d'égal que sa saveur incroyable.

Les avantages du jus de pastèque

Les dernières recherches tendent à prouver que la pastèque est étonnamment bénéfique pour notre santé.

Voici six bonnes raisons de manger plus de pastèque, ou mieux encore, d'en faire du jus :

LE LYCOPÈNE : BON POUR LE CŒUR, LA PEAU ET LA PRÉVENTION DES MALADIES.

Le lycopène est la source de la belle couleur rouge de la chair de la pastèque. Le lycopène est un antioxydant puissant, réputé protéger le système cardio-vasculaire des radicaux libres qui l'endommagent. Les études tendent à démontrer que les consommateurs de lycopène ont tendance a développer moins de maladies du cœur.

Le lycopène va aussi protéger votre peau contre les dommages causés par les rayons Ultraviolets qui accélèrent le vieillissement, accentuent les rides et déclenchent les cancers de la peau. Un grand verre de jus de pastèque avant la plage devrait vous fournir un peu de protection antioxydante supplémentaire contre les ravages des ultraviolets sur votre épiderme.

La recherche a même établie une relation entre la quantité de lycopène absorbé et de nombreux autres cancers. Une grande étude portant sur les effets protecteurs du lycopène a montré une réduction du nombre des cancers du colon, de l'estomac, de la prostate, du pancréas et du cancer du poumon.

La pastèque n'est pas la seule source possible de lycopène; les tomates, la goyave et le pamplemousse rose contiennent également cet antioxydant.

LA CITRULLINE, POUR UNE MEILLEURE CIRCULATION SANGUINE

La citrulline est un acide aminé que l'on trouve en grandes quantités dans le jus de pastèque. Elle est transformée dans notre organisme en arginine, un acide aminé essentiel à l'amélioration de la circulation sanguine.

L' effet positif de la citrulline sur notre système cardio-vasculaire présente de nombreux avantages pour notre santé, comme le fait de se sentir relaxé, d'avoir plus d'énergie et de réduire notablement les douleurs musculaires ressenties après un effort.

EFFETS POSITIFS SUR LA PERTE DE POIDS

Cette même citrulline semble interférer avec l'accumulation de graisse, comme tendraient à le montrer certaines études menées sur les animaux. Cela pourrait être du au fait que la citrulline bloque les effets d'une certaine enzyme : la TNAP, impliquée dans le processus de stockage des graisses.

Quoi qu'il en soit, boire un verre de jus de pastèque avant un repas est idéal pour s'hydrater, et sa faible teneur en calories alliée avec une grande valeur nutritionnelle en fait un allié de taille dès qu'il s'agit de perdre du poids.

LA PASTÈQUE, UN ANTI-INFLAMMATOIRE PUISSANT

Manger ou boire de la pastèque avant des efforts physiques peut avoir un effet anti-inflammatoire. La pastèque est riche en flavonoïdes et en caroténoïdes comme le lycopène et le bêta-carotène. Elle est aussi composée d'autre éléments appelés triterpénoïdes qui combattent les inflammations.

Tous ces nutriments sont d'autant plus présents que la pastèque est mûre. Laissez donc le temps à vos pastèques de bien mûrir. Une fois achetées, attendez que vos pastèques tournent entièrement au rouge vif avant de les transformer en jus ou bien de les manger.

VITAMINES ET MINÉRAUX

Même s'ils ne sont pas aussi impressionnants sa teneur en caroténoïdes antioxydants ou plus encore en acides aminés rares, les niveaux de vitamines et de minéraux qu'on trouve dans la pastèque devraient nous confirmer dans notre choix. La pastèque est particulièrement riche en vitamine C, ainsi qu'en bêta-carotène qui pourra être converti en vitamine A si nécessaire. La pastèque contient également de petites quantités de vitamines B.

Le potassium et le magnésium sont aussi présents dans les minéraux de pastèque, et ses graines une fois extraites ou mixées vous fourniront une dose appréciable de fer et de zinc.

LA PASTÈQUE, IDÉALE POUR LA SANTÉ DES REINS

Le jus de pastèque est idéal pour vos reins grâce à son action hautement nettoyante. Lorsque vous buvez un jus de pastèque, ce jus vous aide à éliminer l'acide urique et l'ammoniaque retenu dans nos organismes. Le jus de pastèque pourrait même dissoudre les calculs rénaux.

Les graines de pastèque pourraient avoir un effet encore plus prononcé sur vos reins, de sorte que nous nous vous recommandons d'acheter vos pastèques avec des graines pour profiter de tous leurs bienfaits.

LES 57 MEILLEURES RECETTES DE JUS DE FRUITS ET DE LÉGUMES

Des jus pour l'énergie

Oubliez les jus que vous achetiez en magasin ou les boissons énergisantes truffées de caféine, d'aspartame et de sucre.

Je vous propose une solution naturelle et saine pour augmenter vos niveaux d'énergie : les Jus.

La sensation d'avoir un faible niveau énergétique est l'un des problèmes les plus souvent évoqués par les nouveaux lecteurs de www.perdreduventre.tv, de www.monateliersante.com et dans ce livre.

J'ai donc créé ces recettes de jus stimulants et à haut potentiel énergétique pour vous offrir une solution saine et naturelle.

Oubliez la taurine, passez aux jus énergiques, stimulants et sains.

QUAND LE BOIRE :
N'IMPORTE QUAND DANS LA JOURNÉE

LA MEILLEURE UTILISATION :
AVANT OU APRÈS LE SPORT

SAVEUR :
LÉGÈREMENT SUCRÉE ET FORTE

Cette boisson est une source importante de vitamines et de minéraux ainsi que d'antioxydants.

INGRÉDIENTS :
- 3 carottes moyennes
- 2 branches de céleri
- 1 grosse betterave
- Un morceau de gingembre frais long de 2-3 cm

PRÉPARATION (POUR 2 PERSONNES) :
1. Nettoyer les légumes
2. Couper les ingrédients en cubes de 2-3 cm
3. Extraire le jus de tous les ingrédients, mélanger et boire immédiatement

Les carottes, en plus d'être des légumes parfaits pour la fabrication de jus, sont une source importante de vitamines et de minéraux ainsi que d'antioxydants.

De son côté, le céleri est particulièrement hydratant et alcalinisant, ce qui favorise les échanges cellulaires nécessaires au bon fonctionnement de notre organisme.

Les betteraves aussi sont riches en minéraux et phytonutriments énergisants, qui permettent de nettoyer le foie et le sang.

Ingrédient facultatif mais fortement recommandé, le gingembre frais. Ses huiles volatiles permettent à ce jus de vous offrir une hausse de votre niveau d'énergie remarquable.

Info Santé

Le gingembre est excellent pour le système digestif. Sa capacité à réduire les nausées, le mal des transports et même les flatulences a été clairement démontrée.

QUAND LE BOIRE :
N'IMPORTE QUAND DANS LA JOURNÉE

LA MEILLEURE UTILISATION :
QUAND VOUS VOULEZ DISPOSER D'UN
REGAIN D'ÉNERGIE

SAVEUR :
RICHE ET LÉGÈREMENT SUCRÉE

② le Revitaliseur

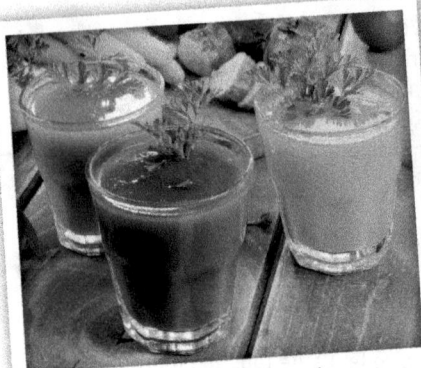

Un excellent remontant
après une longue journée de travail

INGRÉDIENTS :
• 2 grosses tomates
• 1 gros concombre
• 2 pommes
• 2 feuilles chou Kale

PRÉPARATION (POUR 2 PERSONNES) :
1. Lavez soigneusement les ingrédients
2. Si nécessaire, coupez les pommes, tomates et concombres en morceaux (en
   fonction de la taille de la cheminée de
   votre extracteur)
3. Extraire le jus, touillez votre jus et
   buvez-le immédiatement

Le lycopène contenu dans les tomates est parfait pour les jus et le concombre est extrêmement hydratant, énergisant et étonnamment bon pour la santé.

Cette recette de jus fournit de nombreux éléments nutritifs et est un excellent remontant après une longue journée de travail.

Info Santé

Le chou Kale est supposé être le "légume-roi", il n'a pas cessé de gagner en popularité ces dernières années en raison de ses propriétés antioxydantes et de sa capacité à réduire votre taux de cholestérol.

QUAND LE BOIRE :
L'APRÈS-MIDI ET LE SOIR

LA MEILLEURE UTILISATION :
EN COMPLÉMENT D'UN BON REPAS

SAVEUR :
SUCRÉE, MAIS PAS FORTE

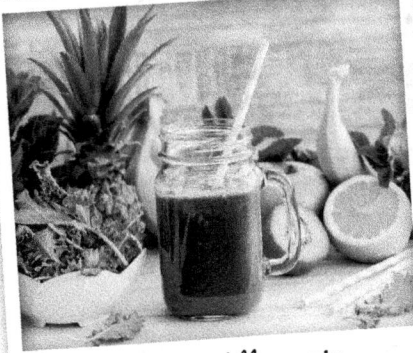

Une de ces agréables surprise résultant de l'expérimentation

INGRÉDIENTS :
- ½ ananas
- 1 bouquet de persil
- Une moitié de chou
- 2 pommes

PRÉPARATION (POUR 2 PERSONNES) :
1. Nettoyez soigneusement tous les légumes
2. Extrayez chaque légume (avec un bon extracteur, vous pouvez même extraire le jus de l'écorce de l'ananas - qui contient bon nombre de ses nutritments !)
3. Mélangez et buvez immédiatement

Vous pourriez penser que les ingrédients suivant ne feront pas bon ménage, mais nous sommes devant une de ces agréables surprises résultant de l'expérimentation.

L'ananas est une bonne source de vitamine C mais c'est surtout sa teneur unique en bromélaïne (une enzyme digestive) qui nous intéresse ici. De son côté, le persil permet une action nettoyante intense de l'organisme, très bénéfique aux fonctionnement des reins et du foie.

Le jus de chou est excellent pour l'ensemble de vos fonctions gastro-intestinales et en particulier dans la prévention des ulcères de l'estomac. Ajoutez des pommes à l'ananas de cette recette vous permettra de neutraliser le goût de persil et de chou.

Info Santé

En dehors de la vitamine C et de la bromélaïne, l'ananas contient également un minéral, le manganèse, qui contribue à renforcer vos os.

4 · la Note Mentolée

QUAND LE BOIRE :
APRÈS UN REPAS

LA MEILLEURE UTILISATION :
COMME DIGESTIF

SAVEUR :
SUCRÉE ET MENTHOLÉE

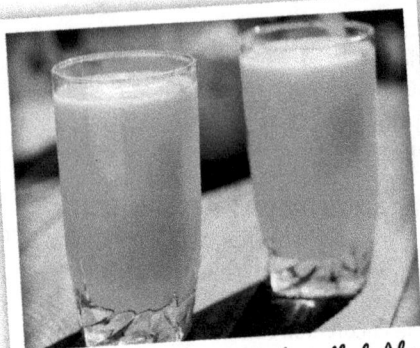

les puissantes huiles volatiles de menthe fraîche facilitent votre digestion et vous donnent de l'énergie

INGRÉDIENTS :
- ½ grosse papaye
- Deux poignées de fraises
- Une poignée de menthe fraîche, avec les tiges

PRÉPARATION (POUR 2 PERSONNES) :
1. Lavez soigneusement tous les ingrédients
2. Couper la papaye en morceaux, retirer les queues des fraises
3. Extraire le jus de tous les ingrédients et boire immédiatement

Les papayes, en plus de leur action antioxydante, facilitent aussi la digestion à travers l'action d'une enzyme appelée "papaïne". En participant efficacement à la dégradation des protéines non digérées, cette enzyme évite le "coup de pompe" d'après le repas.

Les fraises sont délicieuses et sont riches en vitamine C. Leurs nutriments améliorent les réponses de votre corps en cas de stress et facilitent la production de globules rouges. En outre, les puissantes huiles volatiles de la menthe fraîche facilitent votre digestion et vous redonnent de l'énergie.

Info Santé

La menthe est utilisée depuis des milliers d'années partout dans le monde pour détendre le tube digestif. Son odeur à elle seule permet d'active la production des enzymes digestifs, de la salive et du système digestif. Ce sont ces même enzymes qui aident à décomposer les aliments en douceur lors du transit intestinal.

QUAND LE BOIRE :
L'APRÈS-MIDI

LA MEILLEURE UTILISATION :
POUR SE DÉTENDRE PENDANT
UNE CHAUDE JOURNÉE

SAVEUR :
SUCRÉE

5 la Force Tranquille

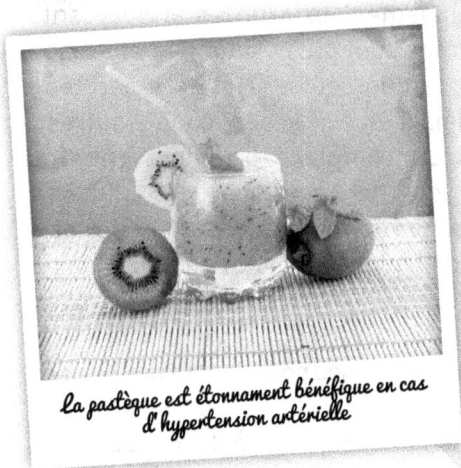

La pastèque est étonnamment bénéfique en cas
d'hypertension artérielle

INGRÉDIENTS :
- 2 kiwis (bien lavés, vous pouvez garder la peau, un peu indigeste mais source d'Omega-3)
- Une tasse de framboises
- Autant de pastèque que vous pourrez... !

PRÉPARATION (POUR 2 PERSONNES) :
1. Lavez vos produits (gardez la peau de la pastèque)
2. Couper la pastèque et le kiwi en morceaux
3. Tout passer dans l'extracteur
4. Ajouter de la glace, et boire frais

Le kiwi donne une belle saveur à ce jus. Ce fruit est aussi une excellente source de vitamine C, tandis que les framboises sont un concentré de phytonutriments, qui procurent à la fois un niveau d'énergie élevé ainsi qu'ils nous assurent une bonne santé.

La pastèque est étonnamment bénéfique en cas d'hypertension artérielle et améliore considérablement la circulation sanguine, deux choses idéales pour vous assurer d'être relaxés naturellement.

La pastèque est également une source savoureuse de lycopène, qui protègera votre cœur ainsi qu'une mine de composés anti-inflammatoires.

Cette recette de jus est excellente pendant l'été et va réellement vous hydrater en rechargeant rapidement vos batteries lorsque vous êtes fatigué.

Un jus qui vaut la peine d'être essayé.

Info Santé

La peau du kiwi est l'une des seules sources végétale d'oméga-3 (un acide gras rencontré le plus souvent dans le poisson). Le corps a besoin de ces acides gras et ne peut pas les produire naturellement.

Des jus pour améliorer la santé et prévenir les maladies

Consommés sous forme de jus fraîchement extrait, les antioxydants contenus dans les fruits et les légumes sont plus facilement absorbés par notre organisme. Le lycopène, la quercétine et le bêta-carotène sont les antioxydants les plus connus, mais il en existe beaucoup d'autres. Ces phytonutriments travaillent de façon complexe pour prévenir les maladies, mais leur action principale est de contrarier les effets de l'oxydation causée par les radicaux libres. Les dommages résultant de cette oxydation cellulaire ou du stress résulte de l'altération de certaines cellules pendant le métabolisme de l'oxygène.

L'expression "radicaux libres" est communément utilisée pour décrire des cellules auxquelles il manque une molécule critique.
Ces cellules vont ensuite "voler" cette molécule manquante à d'autres cellules se trouvant à proximité, en blessant le plus souvent ces dernières et en endommageant leur ADN.
Cette réaction en chaîne est considérée comme un état préalable au développement de certaines maladies comme le cancer.
Une activité cellulaire normale génère toujours une petite quantité de radicaux libres. Ceci n'est pas considéré comme un problème pour la santé étant donné que les antioxydants naturels de notre organisme luttent efficacement contre ces dommages.
Les ennuis commencent quand nous surchargeons notre corps avec trop de sources différentes de radicaux libres. La fumée de cigarette, les produits chimiques dans les aliments transformés, l'alcool et la pollution ainsi que d'autres toxines environnementales sont tous sources de radicaux libres qui génèrent du stress oxydatif.

Entouré de toutes parts par les sources multiples de radicaux libres (comme tout habitant d'une ville polluée qui mange de la nourriture industrielle), notre corps a besoin de beaucoup plus d'antioxydants pour lutter efficacement contre le stress oxydatif et prévenir les dommages cellulaires. C'est à ce moment que le bénéfice énorme de consommer des jus de légumes et de fruits devient le plus évident.

QUAND LE BOIRE :
L'APRÈS-MIDI ET LE SOIR

LA MEILLEURE UTILISATION :
EN COMPLÉMENT D'UN BON REPAS

SAVEUR :
SUCRÉE, MAIS PAS FORTE

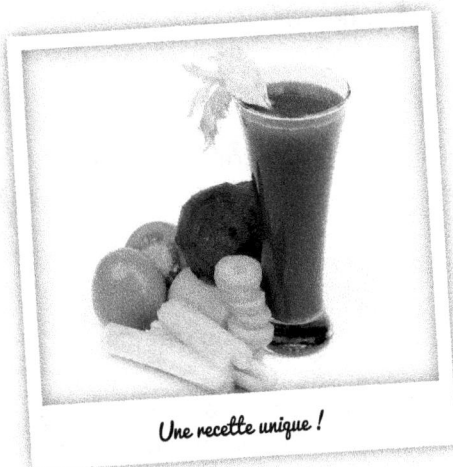

Une recette unique !

Cette recette de jus vise à prévenir les maladies et, globalement, vous procurer une meilleure santé. Ce jus est une combinaison de 10 fruits et légumes riches en antioxydants. Vous pourriez ne pas avoir tous les ingrédients à disposition. Vous pouvez évidemment remplacer certains ingrédients par leur équivalent pour compenser ce qui vous manque.

Cela dit, je vous recommande d'essayer cette recette au moins une fois avec ses 10 ingrédients originaux. Vous ferez l'expérience d'une haute protection cellulaire accompagnée d'une farandole de saveurs... Une recette unique.

INGRÉDIENTS :
- 1 grosse tomate
- 1 tranche de pastèque, de 4-5 cm d'épaisseur et 10-15 cm de hauteur. Doublez la quantité de pastèque pour obtenir facilement plus de jus.
- 1/2 betterave
- 1 pomme
- 1 branche de céleri
- 1/2 concombre
- 1/4 de chou
- ⅕ de grosse papaye (avec la peau)
- 1 grande feuille de chou
- 2 petites carottes

PRÉPARATION (POUR 3 PERSONNES) :
1. Couper les ingrédients en morceaux et passez-les dans votre extracteur.
2. Ajouter le jus d'un citron ou d'un citron vert ainsi que Des glaçons à votre bac de récupération. Vous ralentirez l'oxydation de vos jus et en préserverez les qualités pour votre santé.
3. Alternez le passage de produits "à jus" comme les tomates, la pastèque, le concombre, le chou et la papaye avec des légumes plus "durs" comme la betterave, le céleri, le chou frisé, les carottes et les pommes.
4. Les pommes sont de bons fruits pour terminer une extraction car ils aident à "pousser" les dernières gouttes de jus hors de l'appareil. Elles ont aussi tendance à s'oxyder plus rapidement, de sorte qu'il vaut mieux les couper en dernier lors de la préparation des ingrédients.
5. Dès que votre jus est extrait, servez-le et buvez-le immédiatement pour absorber l'essentiel des antioxydants et profiter de leurs avantages pour votre santé.
6. Si vous souhaitez quand même consommer votre jus plus tard, congelez-le. Vous pourrez alors le déguster plus tard, à la cuillère à café, comme une friandise glacée, après l'avoir laissé à température ambiante une heure.

Les recettes détoxifiantes

Les jus de fruits et légumes sont le moyen naturel, le plus rapides, le plus efficace et surtout le plus délicieux pour consommer une dose importante de nutriments en une seule fois.

Lorsque vous vous demandez avec quoi vous pourriez faire un jus, raisonnez en termes de "densité de nutriments".

Les fruits et légumes les plus robustes contenant des nutriments sont : le chou frisé, les épinards, les bettes, les betteraves, les carottes, les pommes, les oranges, les ananas, les baies (fraises, bleuets, mûres ou framboises).

Pour que votre consommation de sucre soit limitée à un niveau raisonnable, privilégiez des jus composés à 60 % de légumes et de 40 % de fruits au maximum.

Les légumes sont souvent tout aussi nutritifs que les fruits, mais ils contiennent moins de sucre.

Vous pouvez obtenir des quantités de jus plus importantes en incorporant des ingrédients qui contiennent beaucoup d'eau. Par exemple : le céleri, la pastèque, le cantaloup, le melon, l'ananas.

La plupart des légumes verts, y compris le chou frisé et les épinards, ne produiront pas beaucoup de jus. Cependant, leur densité en nutriments est excellente leur utilisation est toujours recommandée.

QUAND LE BOIRE :
N'IMPORTE QUAND DANS LA JOURNÉE

LA MEILLEURE UTILISATION :
LORSQUE VOUS VOULEZ COMMENCER
FORT EN DÉTOXIFICATION

SAVEUR :
ÉTONNAMMENT RAFRAÎCHISSANTE

Cette recette va nous procurer de la bétaïne,
contenu dans la betterave et qui va aider à éliminer
les dépôts graisseux accumulés dans le foie

INGRÉDIENTS :
- 1 betterave de taille moyenne
- 3 carottes moyennes ou grandes
- ½ chou
- 1 bouquet de persil

PRÉPARATION (POUR 2 PERSONNES) :
1. Extrayez tous les ingrédients.
2. Servez immédiatement.

Cette recette va nous procurer de la bétaïne, contenue dans la betterave et qui va aider à éliminer les dépôts graisseux accumulés dans votre foie.

Elle contient aussi des carottes, à haute teneur en antioxydants, du chou, qui stimule les enzymes du foie et enfin du persil, un garant puissant de la bonne santé du foie.

En prime, la pectine contenue dans les pommes va faciliter l'élimination des toxines de votre système digestif.

Enfin, une touche de gingembre frais fera un complément alimentaire aussi efficace que savoureux.

Info Santé

On a souvent dit des betteraves qu'elles nettoyaient le sang et le côlon et renforçant le fonctionnement de la vésicule biliaire et du foie.

Il s'avère que la quantité de fer relativement élevée qu'elles contiennent est supposée régénérer et stimuler l'activité des globules rouges, qui distribuent l'oxygène à toutes les cellules de notre corps. De plus, le cuivre contenu dans les betteraves facilite l'assimilation du fer par notre corps.

QUAND LE BOIRE :
N'IMPORTE QUAND DANS LA JOURNÉE

LA MEILLEURE UTILISATION :
QUAND VOUS FAITES UNE PAUSE

SAVEUR :
NEUTRE, AVEC UN ZESTE DE CITRON
QUI DYNAMISE LE TOUT

8 Le Racine Kalé

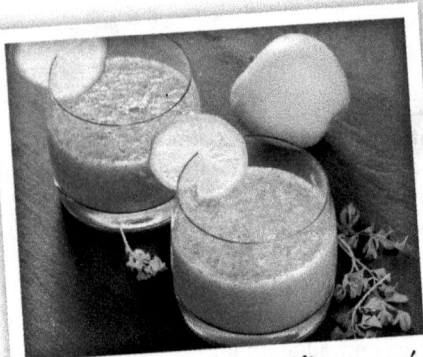

Cette boisson est pleine de bons légumes gorgés de chlorophylle, riches en antioxydants et plutôt pauvres en calories

INGRÉDIENTS :
- 2 carottes
- 1 concombre
- Persil (1 petit bouquet)
- Blettes (½ botte)
- Épinards (1/2 botte)
- Chou Kale (1 botte)
- 1 branche de céleri
- Citron vert (1)

PRÉPARATION (POUR 2 PERSONNES) :
1. Préparez le jus de citron à part dans un presse agrume et réservez-le avec les glaçons pilés pour éviter qu'il ne s'oxyde.
2. Insérer des boulettes de feuilles de chou-kale et de blette entre les carottes, le concombre et le céleri pour faciliter l'extraction.
3. Mélangez le tout avec le citron vert et dégustez pendant que les glaçons fondent doucement.

Cette boisson est pleine de bons légumes gorgés de chlorophylle, riches en antioxydants et plutôt pauvres en calories.

Il est bien meilleur lorsqu'on utilise un extracteur de jus qui peut réellement extraire correctement le jus de ces légumes.

Si je devais classer les jus, celui-ci serait premier de sa classe, car il est un des jus les plus sains que l'on puisse composer.

Vous ne pouvez pas vous tromper avec ce jus riche en crucifères. Le jus de citron survole les saveurs et y ajoute une touche dynamique.

Info Santé

Le chou kale est un légume ancien, qui était bien connu sous les noms de chou frisé non-pomme, chou plume ou borécole, chou vert demi-nain et même chou à lapin ou à vache. On le redécouvre car il est plus riche en calcium que le lait et contribue de ce fait activement à renforcer les os et prévenir l'ostéoporose. Le chou kale est aussi très riche en vitamine C (plus que les oranges) et la vitamine C contribue à la souplesse des articulations.

La Danse des Betteraves

Pensez aussi à porter un tablier quand vous vous attaquerez à la betterave, vous pourriez très bien y laisser votre chemise !

INGRÉDIENTS :
- 1 racine de betterave (avec ou sans fanes)
- 1 poignée de fraises
- 1 poignée de framboises

PRÉPARATION (POUR 2 PERSONNES) :
1. Séparer les fanes de betterave de la racine et extrayez-les séparément.
2. Couper la betterave en morceaux avant de les extraire.
3. Les fruits rouges ne posent généralement pas de problème pour être extraits.
4. Mélanger les jus de betterave, de fraise et de framboise avec une cuillère afin de bien combiner leurs saveurs.

La saveur de la betterave est l'une des plus robustes, des plus terreuses, des plus uniques que vous rencontrerez lors de la dégustation de jus de légumes.

Puisque beaucoup d'entre nous trouvent cette saveur désagréable en bouche, il est préférable de la coupler avec un fruit sucré qui l'équilibrera.

Pensez aussi à porter un tablier quand vous vous attaquerez à ce légume, vous pourriez y laisser votre chemise !

Hé oui, le jus de betterave est si riche, si généreux qu'il pourrait tâcher vos vêtements.

Info Santé

Pensez aussi à porter un tablier quand vous vous attaquerez à la betterave, vous pourriez très bien y laisser votre chemise !

Le jus de betterave est si riche, si généreux qu'il pourrait bien tâcher vos vêtements.

INGRÉDIENTS :
- 1 grosse betterave
- 3 grosses carottes
- 1 gros navet

PRÉPARATION (POUR 2 PERSONNES) :
1. Enlever les fanes.
2. Couper chaque légume. Attention, avec les racines, cela peut être difficile à réaliser, soyez prudent.
3. Passer les morceaux à l'extracteur.
4. Touillez à la cuillère pour combiner chaque saveur.

Les racines sont des légumes copieux, qui apportent énormément de nutriments. Aucun d'entre nous ne mange suffisamment de légumes racines. Et pourtant, nous devrions.

Ces légumes sont un ingrédient-clé des recettes visant à détoxifier parce qu'ils sont incroyablement riches en nutriments.

Veillez à changer vos habitudes pour corriger cette erreur.

Info Santé

Aucun d'entre nous ne mangent suffisamment de légumes racines. Et pourtant, nous devrions.

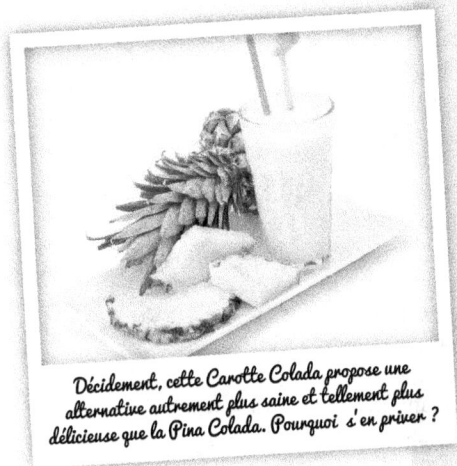

Décidement, cette Carotte Colada propose une alternative autrement plus saine et tellement plus délicieuse que la Pina Colada. Pourquoi s'en priver ?

INGRÉDIENTS :
- ½ petit ananas
- ½ noix de coco
- 2 grosses carottes

PRÉPARATION (POUR 2 PERSONNES) :
1. Coupez votre ananas en tranches après avoir enlevé la peau.
2. Ouvrez votre noix de coco en toute sécurité et facilement en la frappant au marteau après l'avoir enroulée d'une serviette (en plein air, de préférence).
3. Coupez les fanes de vos carottes (si vous le préférez, ce n'est pas forcément nécessaire).
4. Extrayez chaque ingrédient.
5. Mélanger le jus final à la cuillère, pour bien répartir les saveurs.
6. Ajouter Des glaçons pour en faire une boisson fraîche et estivale.

Votre pina colada habituelle déborde de sucre et ne contient aucun fruit. La Carotte Colada propose une alternative bien plus saine et autrement délicieuse, avec son petit goût de carotte, que cette boisson alcoolisée d'un autre âge.

Info Santé

Avec son petit goût de carotte, la Carotte Colada vous fera oublier la Pina Colada.

QUAND LE BOIRE :
N'IMPORTE QUAND DANS LA JOURNÉE

LA MEILLEURE UTILISATION :
AVANT OU APRÈS LE SPORT

SAVEUR :
LÉGÈREMENT SUCRÉE ET FORTE

12 Le Concombre Glacé

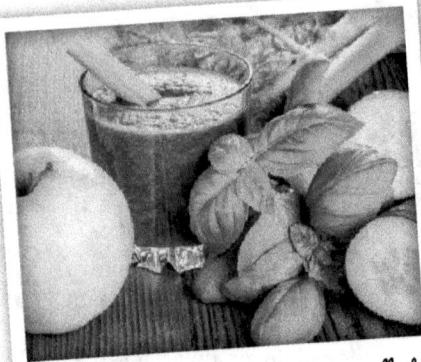

Cette boisson rafraîchissante est une excellente façon de consommer une pomme par jour.

INGRÉDIENTS :
- 3 brins de céleri
- 1/2 concombre
- 1 pomme

PRÉPARATION (POUR 2 PERSONNES) :
1. Prenez 3 brins de céleri du bouquet. Extrayez-les tels quels, intacts.
2. Couper un concombre en deux et extrayez-le.
3. Couper la pomme en gros morceaux, extrayez.
4. Mélanger le jus à la cuillère.
5. Dégustez "on the rocks" !

Concombres et céleri sont tous les deux des légumes très hydratants, car ils contiennent une grande quantité d'eau. Combinés avec une pomme, ces légumes font de cette boisson un exemple de légèreté et de saveur.

Cette boisson rafraîchissante est une excellente façon de consommer une pomme par jour.

Si vous avez des enfants qui n'aiment pas les légumes, c'est une solution miracle pour leur apporter les nutriments dont ils ont tous besoin.

Info Santé

Combinés avec une pomme, le concombre et le céleri font de cette boisson un exemple de légèreté et de saveur.

INGRÉDIENTS :
• 3 pêches
• 1 bouquet de chou frisé ou d'épinards (250 grammes)

PRÉPARATION (POUR 2 PERSONNES) :
1. Coupez vos pêches en tranches, ôtez les noyaux. Extrayez.
2. Découpez vos légumes verts pour pouvoir les extraire plus facilement.
3. Servez frais ou avec de la glace.

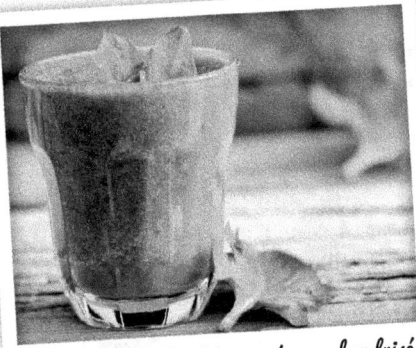

Associer les pêches, très sucrées au chou frisé ou à des épinards vous évitera de culpabiliser de consommer autant de sucre...

Voila une excellente source de vitamines A et E.

Les pêches sont juteuses, délicieuses et sucrées.

Les associer à du chou frisé ou à des épinards vous évitera de vous sentir coupable de consommer tant de sucre.

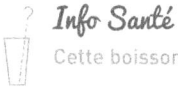

Info Santé

Cette boisson est une excellente source de vitamines A et E.

INGRÉDIENTS :
- 1 orange
- 1/2 pamplemousse
- ½ citron ou citron vert
- 2 branches de céleri

PRÉPARATION (POUR 2 PERSONNES) :
1. Enlever les peaux des oranges, pamplemousses, citrons et citrons verts. Extrayez. Essayez de garder la partie blanche à l'intérieur. Même si elle est amère, elle est extrêmement riche en flavonoïdes, des composés antioxydants.
2. Couper le citron en morceaux et extrayez-le.
3. Prélevez 2 branches de céleri du bouquet. Extrayez-les tels quels, intacts.
4. Mélangez les jus à la cuillère.
5. Servir froid ou avec de la glace.

les agrumes de ce jus vont favoriser la formation d'alcalins dans votre corps. Ces alcalins vont ré-équilibrer votre pH interne et améliorer votre protection contre les maladies.

Rien n'évoque plus l'été qu'un grand panier rempli d'oranges. Chargé de vitamine C, ces fruits sont acides et très sains. Bien que les agrumes contiennent de l'acide citrique, cela ne signifie pas qu'ils soient dangereux.

C'est tout le contraire : les agrumes vont favoriser la formation d'alcalins dans votre corps. C'est à dire équilibrer votre pH interne et donc éloigner les maladies.

Info Santé

Un panier d'orange sera toujours synonyme que l'été est arrivé.

QUAND LE BOIRE :
LE MATIN

LA MEILLEURE UTILISATION :
AVANT UN EFFORT OU UNE ACTIVITÉ

SAVEUR :
FORTE ET SUCRÉE

15 le Matinal

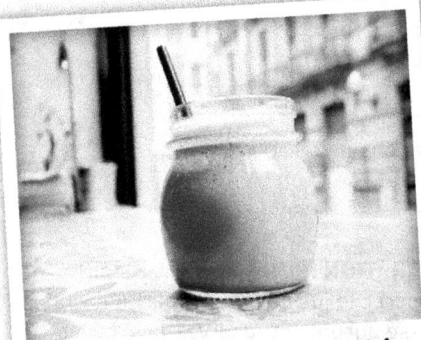

Cette boisson déborde de vitamines et de minéraux et a une saveur délicieuse et unique due à l'alliance du citron et de l'ananas

INGRÉDIENTS :
- ⅓ d'ananas
- ½ concombre
- Épinards (1 poignée)
- 2 pommes
- Jus de 2 citrons frais
- Glace (1 tasse à café)

PRÉPARATION (POUR 2 PERSONNES) :
1. Préparez le jus de citron à part dans un presse agrume et réservez-le avec les glaçons pilés pour éviter qu'il ne s'oxyde.
2. Couper l'ananas et les pommes en morceaux assez petits pour passer dans votre extracteur.
3. Extrayez, mélangez avec le citron et les glaçons pilés et buvez immédiatement.

Cette boisson déborde de vitamines et de minéraux et a une saveur délicieuse et unique due à l'alliance du citron et de l'ananas. C'est une boisson puissante qui procure de l'énergie et est nourrissante.

Parfaite pour les débuts de journée ou les après-midi exigeant physiquement. Sa saveur forte aide à se réveiller le matin, elle est parfaite pour arrêter le café, si c'est ce que vous voulez.

C'est un excellent jus à boire avant de faire du sport car la pommes et l'ananas vous donnent véritablement de l'énergie. L'épinard et le concombre sont très nourrissants et en font un jus très équilibré.

Info Santé
L'ananas, comme tous les fruits riches en vitamine C peut vous aider à lutter contre la toux et le rhume. La broméline contenu dans l'ananas atténue la toux et facilite l'évacuation des mucus du corps lorsque vous êtes malade.

QUAND LE BOIRE :
LE SOIR

LA MEILLEURE UTILISATION :
POUR SE DÉTENDRE APRÈS
UNE LONGUE ET DURE JOURNÉE

SAVEUR :
DÉLICIEUX MAIS PAS TRÈS SUCRÉ

16   le Végétarien

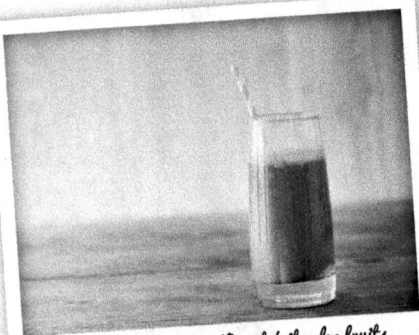

Idéal pour ceux qui préfèrent éviter les fruits le soir car ils pourrait affecter leur sommeil, ou ceux qui veulent éviter de voir leur corps transformer le sucre des fruits en gras.

INGRÉDIENTS :
- 2 oranges
- 2 carottes
- ¼ de laitue
- 1 branche de céleri
- ¼ de tête de chou
- 2 grandes branches de brocoli

PRÉPARATION (POUR 2 PERSONNES) :
1. Préparez le jus de citron à part dans un presse agrume et réservez-le avec les glaçons pilés pour éviter qu'il ne s'oxyde.
2. Extrayez les carottes, le céleri, le chou et la laitue avec votre extracteur.
3. Remuez pour bien mélangez et vous n'avez plus qu'à déguster.

Cette boisson contient beaucoup de légumes bénéfiques, mais la douceur des oranges et des carottes fait que vous ne les sentez qu'à peine.

Excellent pour ceux qui ne sont pas enthousiasmés par les régimes végétariens.

Idéal pour ceux qui préfèrent éviter les fruits le soir car cela pourrait affecter leur sommeil, ou ceux qui préfèrent éviter de voir leur corps transformer le sucre des fruits en gras.

Si vous avez des enfants qui n'aiment pas les légumes, c'est une solution miracle pour leur apporter les nutriments dont ils ont tous besoin.

Info Santé

Les carottes sont riches en antioxydants et en produits phytochimiques, qui aident à réguler le taux de sucre dans le sang et améliorer les fonctions immunitaires. Leur consommation retarde activement les effets du vieillissement

Notre vie moderne conduit beaucoup d'entre nous à passer leurs journées derrière différents types d'écrans électroniques.

Ceci est un tournant très récent de l'histoire de notre comportement et il est amplement démontré que nos yeux ont beaucoup de difficultés à s'adapter à nos nouvelles exigences quotidiennes.

Fatigue oculaire, yeux secs et irrités, détérioration de la vision, tous ces facteurs sont devenus des problèmes communs au cours des dernières décennies.

Les jus de fruits et légumes crus offrent une multitude de vitamines, de minéraux et d'antioxydants qui favorisent la préservation des qualités de notre vision.

La provitamine A, le carotène, l'alpha et le bêta-carotène sont tous très importants pour votre vision, de même que les antioxydants de la vitamine C et certains minéraux comme le zinc.
Si la carence de l'un de ces nutriments peut être la cause de certains de nos problèmes de vue, la cause la plus probable de ces problèmes de vision est le plus souvent un manque de xanthophylles.

Des études récemment menées suggèrent qu'une alimentation riche en lutéine et en zéaxanthine pourrait réduire les risques de développer une DMLA.

Étant donné que cette maladie de l'œil est la principale cause de cécité chez les personnes âgées de plus de 50 ans, cela vaut la peine de chercher à augmenter vos rations de lutéine et zéaxanthine si vous tenez à votre vision et que vous vieillissez.

INGRÉDIENTS :
• 2 feuilles de chou
• 1 poivron jaune
• 2 branches de céleri
• 1 betterave avec ses fanes
• 3 kiwis

PRÉPARATION (POUR 2 PERSONNES) :
1. N'épépinez pas le poivron et ne pelez pas les kiwis. Lavez-les simplement à l'eau chaude avec un peu de vinaigre blanc.
2. Coupez le poivron et la betterave en morceaux adapté à votre extracteur. Extrayez tous les ingrédients en finissant par les branches de céleri pour entraîner le restant des jus précédents hors de votre extracteur.
3. Mélangez à la cuillère et versez dans des verres avec quelques glaçons.
4. Buvez immédiatement pour profiter de tous les bienfaits pour vos yeux des nombreux antioxydants de cette recette.

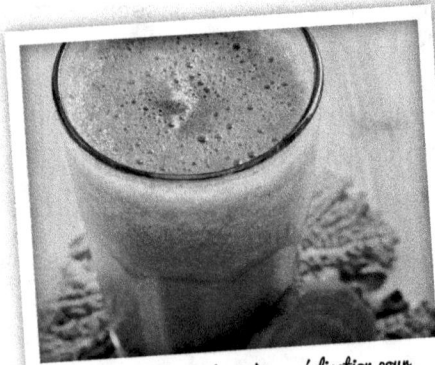

Buvez ce jus très vite après sa réalisation pour profiter de tous les bienfaits pour les yeux que vous proposent les nombreux antioxydants de cette recette

Cette recette de jus est conçue spécifiquement pour vous apporter un niveau élevé de lutéine et de zéaxanthine ainsi que d'autres nutriments intervenants dans le bon fonctionnement des yeux. Il est bon de boire ce jus le matin, spécialement si vous avez une longue journée en face d'un écran d'ordinateur en perspective. Même si le chou, le poivron jaune et le céleri ne sont pas exactement sucré, ils sont loin d'être désagréable au goût et les sucres naturels de la betterave et du kiwi vont participer à adoucir encore la saveur de ce jus. Si vous désirez ajouter encore plus de douceur, ajoutez un kiwi ou une carotte supplémentaire à la recette. Ces deux ingrédients riches en provitamine A et en bêta-carotène seront tous les deux bénéfiques pour votre vision.

Info Santé

Buvez ce jus le matin, surtout si vous avez une longue journée devant en écran d'ordinateur en perspective...

Les recettes pour une peau parfaite

S i vous souhaitez améliorer votre apparence et avoir une peau lisse et sans défaut, arrêtez de jeter votre argent par les fenêtres avec des produits cosmétiques, chimiques et hors de prix et considérez les avantages de la consommation de jus de légumes et de fruits pour votre peau.

Les jus de légumes et de fruits crus, fraîchement préparés, peuvent avoir un effet remarquable sur votre teint et sur la texture de votre peau.

Ils ne sont pas une solution miracle, mais si vous voulez avoir une peau parfaite, la seule façon de vous en assurer à long terme est de travailler sur ce qui passe à l'intérieur de votre corps. Vous devez alors apprendre que tout commence dans votre foie.

A cause des milliers de substances chimiques qui polluent notre environnement, notre nourriture et notre eau, une étude américaine estime que plus de 700 contaminants cohabitent dans l'organisme d'un être humain. C'est pourquoi notre foie travaille plus que jamais. Épuisé d'essayer d'éliminer un flux continu de composés chimiques et de toxines, notre foie met à contribution notre peau pour l'aider à désintoxiquer notre organisme.

Comment puis-je guérir l'état de mon foie et soulager ma peau ?

Les recettes sont déjà connues : Boire plus d'eau, consommer moins d'aliments transformés et moins d'alcool. Faire de l'exercice de façon régulière... Toutes ces suggestions sont bénéfiques et bien connues.

Ce qu'on sait moins c'est que l'un des moyens les plus efficaces pour améliorer le fonctionnement de notre foie est - encore une fois - la consommation de jus de légumes et de fruits crus fraîchement pressés.

La plupart des jus de fruits du commerce ont été dépouillés de leurs meilleures vitamines (celle de la peau) pendant le procédé industriel de fabrication. Ajoutez à cela le fait que ces jus industriels débordent de sucre.

En effet, un jus d'orange de supermarché peut parfois contenir autant de sucres simples qu'une canette de Coca-Cola. Comparez simplement les étiquettes pour en acquérir la certitude.

L'alternative ? Extrayez le jus de légumes et de fruits comme les carottes, les betteraves et les pommes. Vous aurez alors à disposition, dans un simple verre, un concentré de principes actifs qui vont procéder à un véritable "nettoyage cellulaire", qui se soldera par la régénération de votre foie et à la guérison de votre peau.

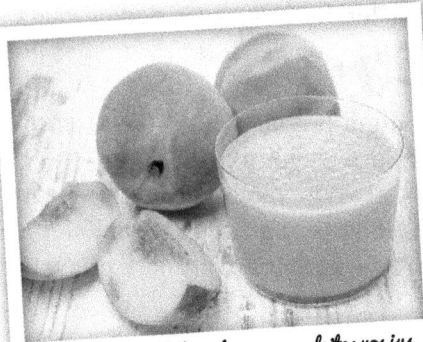

Pensez à ajouter de l'eau lorsque vous faites vos jus. L'eau favorise votre digestion, l'intégration des différents composés dans votre corps et remplit vos cellules d'énergie

INGRÉDIENTS :
- 3 feuilles de basilic frais
- 14 carottes moyennes
- 1/2 citron
- 5 pêches de taille moyenne

PRÉPARATION (POUR 2 PERSONNES) :
1. Extrayez le jus de basilic d'abord et passez au citron ensuite (vous pouvez utiliser un presse-agrume).
2. Finissez avec les pêches et les carottes.
3. Extraire vos ingrédients dans cet ordre donnera meilleur goût à votre jus.

Lorsque vous réalisez votre jus, pensez à y ajouter de l'eau. L'eau favorise la digestion, l'intégration des différents composés dans notre corps et remplit nos cellules d'énergie.

Les pêches procurent de grands bénéfices à notre peau. Ce sont d'excellentes sources de vitamine C qui sont largement utilisées dans les soins de peau.

Vous pouvez obtenir énormément de vitamine C à partir d'une seule grosse pêche. Outre les avantages pour votre santé à les consommer, vous pouvez aussi utiliser les pêches en les appliquant directement sur votre épiderme et traiter ainsi vos cernes et vos rides en application locale.

Info Santé

La vitamine C contenu dans les pêches procure un grand bénéfice à votre peau.

QUAND LE BOIRE :
N'IMPORTE QUAND DANS LA JOURNÉE

LA MEILLEURE UTILISATION :
UN LENDEMAIN DE FÊTE

SAVEUR :
EXTRÊMEMENT FRAÎCHE

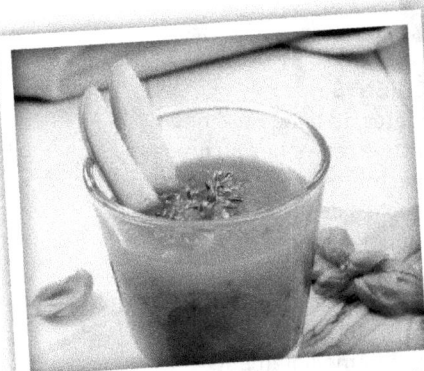

INGRÉDIENTS :
- 1 concombre
- 3 branches de céleri
- Un bouquet persil (30 grammes)
- 3 grosses carottes

PRÉPARATION (POUR 2 PERSONNES) :
1. Extrayez simplement chaque ingrédient.
2. Mélangez et buvez immédiatement.

Le concombre et le persil sont particulièrement bénéfiques pour vos reins

Le Nettoyeur est la boisson dont vous avez besoin pour vous remettre des conséquences sur votre santé d'une soirée festive.

Le concombre et le persil sont particulièrement bénéfiques pour vos reins et peuvent même aider à prévenir ou traiter les calculs rénaux.

Le céleri et la carotte ensemble sont d'excellents nettoyeurs internes et qui vont débarrasser votre corps des toxines qui s'y accumulaient.

Une fois de plus, une pomme et un morceau de gingembre frais feront un ajout très recommandé à cette recette.

Info Santé

Le concombre est une source de silicone, une substance qui permet d'améliorer notablement l'état général de votre peau.
La haute teneur en eau du concombre va aussi favoriser l'hydratation.
Tout cela contribue notablement à l'éclat de la peau.

QUAND LE BOIRE :
LE SOIR

LA MEILLEURE UTILISATION :
POUR SE DÉTENDRE APRÈS UNE
LONGUE ET DURE JOURNÉE

SAVEUR :
DÉLICIEUX MAIS PAS TRÈS SUCRÉ

20 Le Rajeunissant

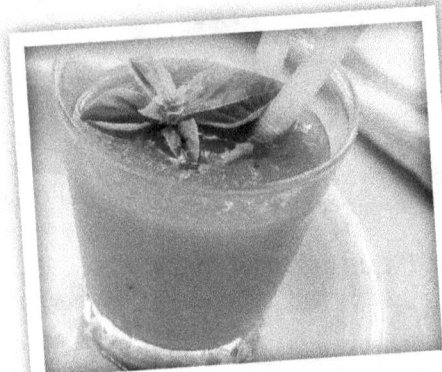

Je vous offre un véritable lifting naturel avec la recette du Rajeunissant

INGRÉDIENTS :
- 2 tomates de taille moyenne
- 2 carottes moyennes ou grosse
- 1 concombre de taille moyenne
- 3 branches de céleri
- 1 bouquet de persil

PRÉPARATION (POUR 2 PERSONNES) :
1. Extrayez tous les ingrédients.
2. Servez immédiatement.

Notre peau se renouvelle entièrement en 28 jours.

La qualité de notre peau doit énormément à la qualité de notre alimentation.

Offrez-vous un véritable lifting naturel avec cette recette : Le Rajeunissant.

Un cocktail de saveurs riches et particulièrement bénéfiques pour votre peau.

Même si vous n'aimez habituellement pas les légumes listés ci-dessous, je vous recommande fortement de tout de même essayer cette recette.

Info Santé

Les tomates contiennent du lycopène, une substance qui améliore la résistance naturelle de notre peau aux ultraviolets. C'est un jus excellent si vous passez beaucoup de temps à l'extérieur. Les vitamines A et C de la tomate permettent d'illuminer les teins les plus ternes et contribuent même à corriger certaines imperfections de la peau.

QUAND LE BOIRE :
DE PRÉFÉRENCE LE MATIN

LA MEILLEURE UTILISATION :
COMME BOISSON MATINALE
HABITUELLE

SAVEUR :
DÉLICIEUX ET SUCRÉ

21 la Passion Papaye

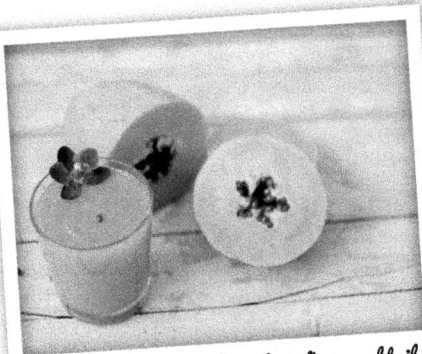

La papaye est un don du ciel, voilà un cocktail de saveurs riches et particulièrement bénéfique pour votre peau

INGRÉDIENTS :
- 1 papaye
- 1 pomme
- 1 dé de gingembre frais
- ½ poire

PRÉPARATION (POUR 2 PERSONNES) :
1. Coupez votre papaye en tranches, juste assez grande pour passer par la cheminée de votre extracteur.
2. Enlevez les pépins, ils ne contiennent pas de jus.
3. Extrayez les ingrédients, mélangez et servez.

La papaye est un don du ciel. Riche en antioxydants comme le beta-carotène et le lycopène, sa consommation évitera la formation de cholestérol dans votre système vasculaire, ce même cholestérol incriminé dans les troubles cardiaques et certains problèmes de circulation sanguine.

Avec cette recette, je vous offre un cocktail de saveurs riches est particulièrement bénéfique pour votre peau.

Même si vous n'aimez habituellement pas les légumes listés ci-dessous, je vous recommande fortement de tout de même essayer cette recette.

Info Santé
La teneur élevée en vitamine C de la papaye peut améliorer votre production de collagène, un composé essentiel dans la fermeté de la peau.
Le collagène est une protéine conjonctive qui permet à votre peau d'être ferme et plus jeune d'aspect. Lorsque cette conjonction est endommagée ou la production de collagène altérée, des ridules ou même des rides peuvent se former.

QUAND LE BOIRE :
DE PRÉFÉRENCE LE MATIN

LA MEILLEURE UTILISATION :
PAR UNE CHAUDE MATINÉE D'ÉTÉ

SAVEUR :
DÉLICIEUSE ET SUCRÉ

22 le Délice de Melon

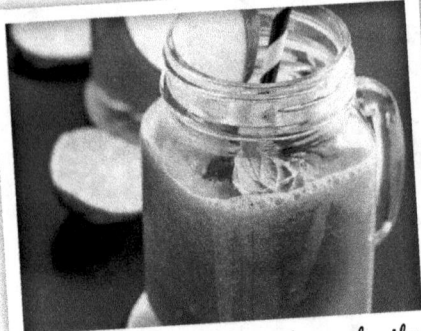

Le lycopène est supposé préserver votre peau des rides et des cancers de la peau que peuvent occasionner les dommages effectués par les ultraviolets

INGRÉDIENTS :
- 5 tasses de dés de melon
- 1 tasse de myrtilles fraîches
- 1/4 de citron vert frais

PRÉPARATION (POUR 2 PERSONNES) :
1. Coupez votre melon en morceaux pour qu'ils puissent passer par la cheminée de votre extracteur.
2. Extrayez le melon et les myrtilles.
3. Pressez le citron vert sur le jus.
4. Mélangez et dégustez.

Le melon est un fruit étonnamment bon pour la santé et les dernières études ont mis en évidence que, consommé sous la forme de jus de fruit frais, il vous apportera des bienfaits significatifs.

Si vous souhaitez protéger votre cœur, votre peau et votre corps en général des risques de cancer, il est recommandé d'incorporer des aliments contenant du lycopène, comme le melon, à votre alimentation. Le lycopène est supposé préserver votre peau des rides et des cancers de la peau que peuvent occasionner les dommages effectués par les ultraviolets.

On trouve dans le melon une quantité élevée de citrulline, un acide aminé qui peut se transformer ensuite dans notre corps en arginine, un autre acide aminé essentiel dans l'amélioration du processus de circulation sanguine et qui facilite la dilatation des tissus sanguins.

Info Santé

Des études sur les animaux ont aussi démontré que l'arginine contrarriait l'accumulation de gras ou de cellules graisseuses. En effet, l'arginine bloque les effets d'une enzyme appelée TNAP qui intervient dans le processus de stockage du gras.

23 La Déco-Complexion

QUAND LE BOIRE :
N'IMPORTE QUAND DANS LA JOURNÉE

LA MEILLEURE UTILISATION :
LORSQUE VOTRE PEAU VA VRAIMENT MAL

SAVEUR :
PUISSANTS, COMME CELLE DES
LÉGUMES TRÈS FRAIS

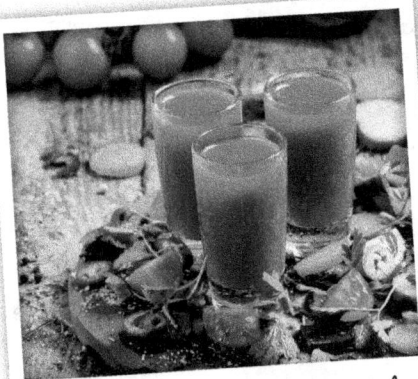

Un mélange de saveurs riche et rassasiant

INGRÉDIENTS :

- 2 tomates moyennes
- 2 carottes moyennes
- 1 concombre moyen
- 2 branches de céleri
- 500 grammes de persil

PRÉPARATION (POUR 2 PERSONNES) :

1. Extrayez tous les ingrédients.
2. Touillez avec une cuillère et servez frais.

Cette recette de jus est un mélange de saveurs riche et rassasiant.

Je vous recommande de l'essayer, même si vous n'aimez pas certains des légumes énumérés ci-dessous.

Lorsque vous constaterez les effets positifs de ce jus sur votre peau, vous continuerez à en consommer.

Info Santé

Le jus de céleri est particulièrement riche en silice, un oligo-élément nécessaire à la beauté et la santé de la peau, alors même qu'il vous assure des cheveux et des ongles resplendissants.

les recettes pour perdre du poids

Consommer des jus de légumes et de fruits crus est le moyen le plus rapide et le plus savoureux d'obtenir les vitamines, minéraux, antioxydants et enzymes qui font tant défaut à nos régimes alimentaires modernes.

Si vous cherchez à mincir, alors essayez nos recettes jus pour perdre du poids.

Un des principaux avantages des jus est que le liquide sollicite très peu le système digestif. Au lieu de s'éparpiller dans la digestion, cette énergie reste disponible pour vos autres activités. Vous vous sentez bien et avez un régime alimentaire sain en même temps.

Les jus facilitent une consommation plus importante de fruits et de légumes. Pensez toutefois à être prudent avec la proportion de fruits que vous intégrez à votre alimentation.

Consommer des jus de légumes permet une bonne impression de satiété. Vous évitez de souffrir des affres de la faim, ce qui signifie que vous résistez plus facilement aux aliments malsains qui vont directement s'ajouter à votre tour de taille.

QUAND LE BOIRE :
N'IMPORTE QUAND DANS LA JOURNÉE

LA MEILLEURE UTILISATION :
CHAQUE JOUR

SAVEUR :
BONNE, LA POMME DOMINE

24 l'Antitoxine

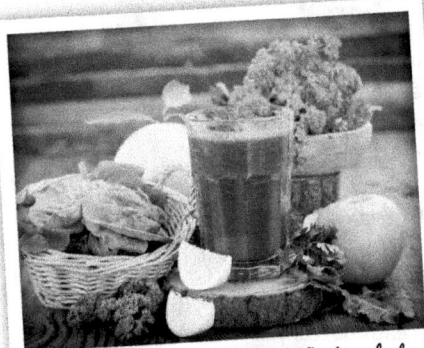

L'antitoxine est un jus qui déborde d'antioxydants pour combattre les radicaux libres et qui nettoie notre organisme des toxines qui s'y accumulent.

INGRÉDIENTS :
• 3 pommes
• 1 branche de céleri
• La moitié d'un concombre
• Épinards (1 poignée)
• Laitue (1 poignée)
• Glaçons (1 tasse à café).

PRÉPARATION (POUR 2 PERSONNES) :
1. Pelez la pomme et le concombre.
2. Ajoutez-les à l'extracteur avec les épinards et la laitue.
3. Ajoutez la glace et mixez pendant une 1 ou 2 minutes.
4. Dégustez bien frais.

L'antitoxine est un jus qui déborde d'antioxydants pour combattre les radicaux libres et qui nettoie notre organisme des toxines qui s'y accumulent. Sa couleur verte est inhabituelle, mais il a vraiment bon goût et est excellent pour la santé !

Ce jus est si bénéfique qu'on peut en boire tous les jours. Qu'on soit épuisé par les nuits blanches ou tout juste rentré de vacances, il est vraiment efficace pour se sentir bien dans sa peau. Adoptez-le au quotidien et vous vous sentirez mieux en un rien de temps.

Sa saine couleur verte (certes inhabituelle) doit vous convaincre qu'il apporte à votre organisme les nutriments essentiels dont vous avez besoin.

Le vert, c'est bon pour vous !

Info Santé

Des études menées par l'université de Cornell (Etats-Unis) ont montrées que la quercétine contenue dans les pommes protégerait les cellules cérébrales des dommages causés par des radicaux libres qui seraient en cause dans le déclenchement de la maladie d'Alzheimer

QUAND LE BOIRE :
L'APRÈS-MIDI

LA MEILLEURE UTILISATION :
QUAND VOUS AVEZ BESOIN D'UN
STIMULANT

SAVEUR :
FORTE ET SUCRÉE

② le Coup de Fruit

INGRÉDIENTS :
- 2 pommes
- ⅓ d'ananas
- 2 Kiwi
- 2 nectarines

PRÉPARATION (POUR 2 PERSONNES) :
1. Enlevez les pépins des nectarines et la peau de l'ananas.
2. Coupez l'ananas et les pommes en morceaux qui conviendront à votre extracteur.
3. Ajoutez de la glace, mélangez bien et buvez sans attendre.

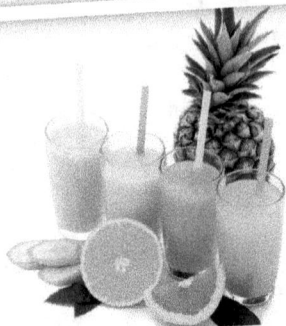

On peut comparer l'énergie qu'apporte ce jus à celui qui le boit à l'effet apporté par des boissons dites « énergétiques », mais sans contrecoup

Voilà une boisson sucrée mais aussi très nutritive qui représente un excellent stimulant lorsque vous avez une baisse d'énergie.

Habituellement, c'est le genre de situation où on va chercher une barre chocolatée.

Et bien soyez sûrs qu'après avoir essayé le Coup De Fruit, vous changerez définitivement d'avis.

On peut comparer l'énergie qu'apporte ce jus à l'effet des boissons dites "énergétiques", mais SANS le « coup de barre » qui suit inévitablement l'absorption d'excitant chimiques.

Évidemment, on a tous les avantages nutritifs d'une boisson saine avec ce jus délicieusement fruité.

Info Santé

Le kiwi a un indice glycémique étonnamment bas comparé aux autres fruits.
Combiné à sa haute teneur en fibres, cela signifie qu'il ne créera pas de pic d'insuline, contrairement à d'autres fruits. C'est la raison pour laquelle le corps ne transformera pas le sucre des kiwis en gras.

QUAND LE BOIRE :
N'IMPORTE QUAND DANS LA JOURNÉE

LA MEILLEURE UTILISATION :
QUAND VOUS FAITES UNE PAUSE

SAVEUR :
NEUTRE, AVEC UN ZESTE DE CITRON
QUI DYNAMISE LE TOUT

28 le Géant Vert

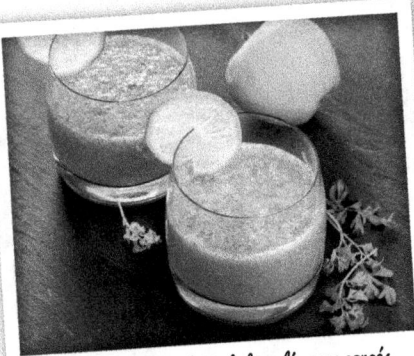

Cette boisson est pleine de bons légumes gorgés de chlorophylle, riches en antioxydants et plutôt pauvres en calories

INGRÉDIENTS :

- 2 carottes
- 1 concombre
- Persil (1 petit bouquet)
- Blettes (½ botte)
- Épinards (1/2 botte)
- Chou Kale (1 botte)
- 1 branche de céleri
- 1 Citron vert

PRÉPARATION (POUR 2 PERSONNES) :

1. Préparez le jus de citron à part dans un presse agrume et réservez-le avec les glaçons pilés pour éviter qu'il ne s'oxyde.
2. Insérer des boulettes de feuilles de chou-kale et de blette entre les carottes, le concombre et le céleri pour faciliter l'extraction.
3. Mélangez le tout avec le citron vert et dégustez pendant que les glaçons fondent doucement.

Cette boisson est pleine de bons légumes gorgés de chlorophylle, riches en antioxydants et plutôt pauvres en calories. Elle est bien meilleure lorsqu'on utilise un extracteur de jus qui peut réellement extraire correctement tous le jus de ces légumes. Si je devais classer les jus, celui-ci serait premier de sa classe, car il est un des jus les plus sains que l'on puisse composer. Vous ne pouvez pas vous tromper avec ce jus riche en crucifères. Le jus de citron survole les saveurs et apporte une touche dynamique.

Info Santé

Le chou kale est un légume ancien, qui était bien connu sous les noms de chou frisé non-pomme, chou vert demi-nain et même chou à lapin ou à vache. On le redécouvre car il est plus riche en calcium que le lait et contribue de ce fait activement à renforcer les os et prévenir l'ostéoporose. Le chou kale est aussi très riche en vitamine C (plus que les oranges) et la vitamine C contribue à la souplesse des articulations.

Les recettes pour guérir

Nous sommes de plus en plus nombreux à ne plus avoir le temps de prêter attention à notre corps ou à notre santé.

Nos trop longues journées et nos boulots stressants, le niveau de complexité atteint par nos vies de famille explique pourquoi la plupart d'entre nous se tournent vers les hamburgers et les plats déjà cuisinés pour s'épargner un souci supplémentaire.

C'est oublier les contreparties qu'impose cette mauvaise alimentation en termes de santé.

Lorsqu'il s'agit du bon fonctionnement de nos organes principaux, les légumes et les fruits ne sont pas une option, ils représentent une obligation.

Les fruits et les légumes sont essentiels au fonctionnement harmonieux de nos organes. Les pouvoirs publics ne s'y sont pas trompé et préconisent de manger 5 portions de fruits et de légumes par jour.

J'ai créé cette liste de recettes pour donner un petit coup de pouce à la santé malmenée de nos organes afin que nous restions tous en bonne santé.

Ces recettes ciblent spécifiquement nos organes principaux et devrait permettre de leur faire retrouver un fonctionnement optimal.

QUAND LE BOIRE :
N'IMPORTE QUAND DANS LA JOURNÉE

LA MEILLEURE UTILISATION :
EN USAGE RÉGULIER

SAVEUR :
SAVEUR INCROYABLEMENT BONNE,
SI ON CONSIDÈRE QUE CETTE RECETTE
NE COMPORTE AUCUN FRUIT

29 le Baume au Cœur

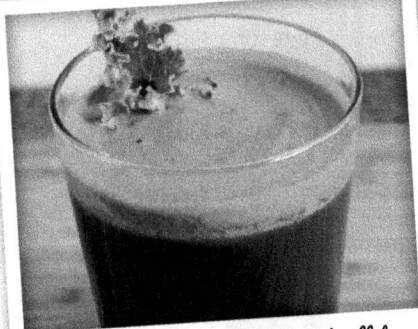

Un jus végétarien avec de puissants effets antioxydants et des propriétés positives pour le fonctionnement du cœur

INGRÉDIENTS :
- 3 tomates moyennes
- 2 carottes moyennes ou grandes
- 3 branches de céleri
- 3 feuilles de chou-kale

PRÉPARATION (POUR 2 PERSONNES) :
1. Extrayez tous les ingrédients.
2. Servez immédiatement.

Le Baume au Cœur est un jus végétarien avec de puissants effets antioxydants et des propriétés positives pour le fonctionnement du cœur. Les tomates sont très utiles pour protéger le fonctionnement du cœur et contiennent du lycopène, un antioxydants qui aurait son utilité dans la prévention du cancer. La carotte ajoute de la douceur au jus et regorge d'antioxydants. Le céleri aide à réduire la tension artérielle et améliore le fonctionnement du cœur. Enfin, le chou-Kale est une réserve immense de nutriments.

Remarque : Pour tirer tous les avantages du chou kale, ce dernier devrait être extrait avec un bon extracteur à vis. Si vous avez décidé d'utiliser une solution moins efficace pour faire vos jus, vous ne serez probablement pas très satisfait par cette recette et elle ne vous apportera pas la satiété attendue.

Info Santé

Les tomates contiennent de nombreux antioxydants comme le lycopène, le beta carotène, la vitamine C et le sélénium. Les antioxydants éviteraient les dommages que les radicaux libres infligent à notre corps. C'est une excellente nouvelle car on considère que ces dommages sont liés au vieillissement prématuré mais aussi à certaines maladies dégénératives.

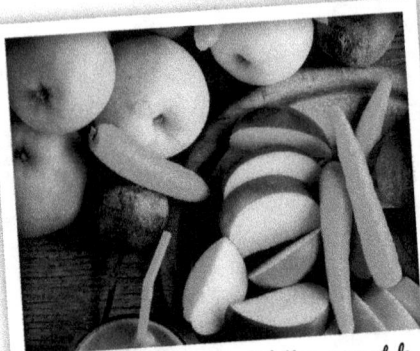

QUAND LE BOIRE :
N'IMPORTE QUAND DANS LA JOURNÉE

LA MEILLEURE UTILISATION :
AVANT OU APRÈS LE SPORT

SAVEUR :
LÉGÈREMENT SUCRÉE ET FORTE

INGRÉDIENTS :
• 1 pomme de taille moyenne
• 1 betterave
• 12 carottes de taille moyenne
• 2 oranges (sans la peau)

PRÉPARATION (POUR 2 PERSONNES) :
1. Extrayez les oranges
2. Extrayez le reste des ingrédients
3. Touillez à la cuillère pour bien mélanger les jus de densités différentes.
4. Ajoutez des glaçons si vous préférez vos jus "frappés".

Une dose quotidienne de jus de betterave permet de réduire la pression artérielle ainsi que les risques associés à une pression artérielle élevée

Les recherches montrent que la consommation de betterave permet de réduire la pression artérielle et contribue donc à diminuer le risque de crise cardiaque et d'accident cardio-vasculaire de ses consommateurs.

La forte teneur en nitrates de la betterave permet la production d'un gaz appelé oxyde nitrique. Ce gaz dilate les vaisseaux sanguins et abaisse la pression artérielle. Une dose quotidienne de jus de betterave permet de réduire la pression artérielle ainsi que les risques associés à une pression artérielle élevée.

Il ne faudrait pas oublier d'ajouter les avantages de la bétacyanine, ce composé qui donne sa couleur à la betterave. C'est un antioxydant puissant qui peut aider à réduire l'oxydation causée par le "mauvais" cholestérol.

Info Santé

La betterave contient un composé qui peut aider à réduire l'oxydation causée par le «mauvais» cholestérol.

INGRÉDIENTS :
• 2 pommes de taille moyenne
• 14 carottes moyennes
• 2 petites oranges pelées

PRÉPARATION (POUR 2 PERSONNES) :
1. Extrayez les oranges
2. Extrayez le reste des ingrédients
3. Touillez à la cuillère pour bien mélanger les jus de densités différentes.
4. Ajoutez des glaçons si vous préférez vos jus "frappés".

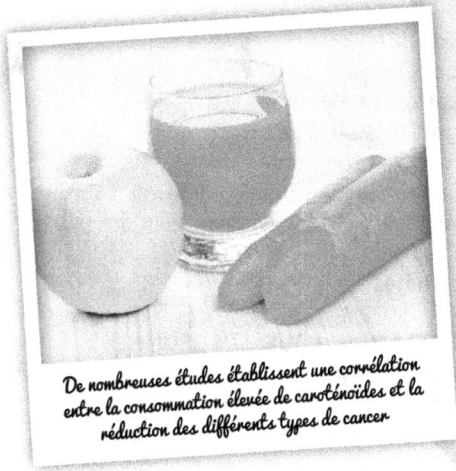

De nombreuses études établissent une corrélation entre la consommation élevée de caroténoïdes et la réduction des différents types de cancer

Les carottes sont une des sources les plus riches en caroténoïdes. La plupart des études relient la réduction des différents types de cancer avec une consommation élevée de caroténoïdes. Des études de grande ampleur suggèrent même qu'un régime comprenant quelques carottes par jour pourrait réduire le pourcentage de cancers du poumon.

Info Santé

Un régime comprenant quelques carottes par jour pourrait réduire de moitié le pourcentage de cancer du poumon.

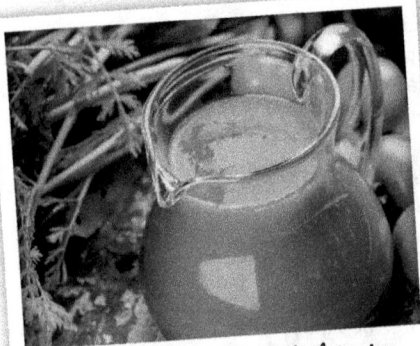

32 Le Rouge : Le jus de la santé du foie

INGRÉDIENTS :
• 3 betteraves
• 2 carottes moyennes
• 2 gros branches de céleri
• 4 bouquets de persil
• 1 poivron (sans pépins et dont vous aurez ôtés les nervures blanches à l'intérieur)
• 12 radis de taille moyenne
• 4 tomates

PRÉPARATION (POUR 2 PERSONNES) :
1. Retirez les graines et les nervures des poivrons
2. Extrayez le reste des ingrédients
3. Touillez à la cuillère pour bien mélanger les jus de densités différentes.
4. Ajoutez des glaçons si vous préférez vos jus "frappés".

La betterave permet de lutter contre la jaunisse, l'hépatite, les intoxications alimentaires, la diarrhée ou encore les vomissements

La capacité de "nettoyage" du jus de betterave est extrêmement bénéfique au fonctionnement du foie ou pour lutter contre des affections biliaires comme la jaunisse, l'hépatite, les intoxications alimentaires, la diarrhée ou les vomissements.

On a démontré que les betteraves facilitaient le nettoyage du sang, du côlon et renforçaient même la vésicule biliaire et le foie.

Les betteraves contiennent une grande quantité de fer, qui permet de régénérer et réactiver les globules rouges du système sanguin et fournit un surplus d'oxygène au corps.

Info Santé

La teneur en cuivre des betteraves aide à rendre le fer plus disponible pour notre organisme, qui l'assimilera ainsi plus facilement.

QUAND LE BOIRE :
N'IMPORTE QUAND DANS LA JOURNÉE

LA MEILLEURE UTILISATION :
AVANT LES REPAS, LORSQUE VOUS
SUIVEZ UN TRAITEMENT CONTRE LES
ULCÈRES

SAVEUR :
PLUTÔT LE GOÛT DU CHOU

33 le Velours de l'Estomac

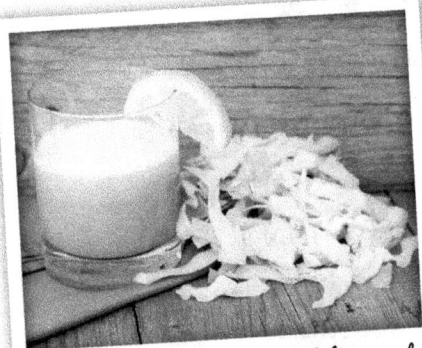

le jus de chou cru, administré quotidiennement
à des sujets souffrants d'ulcères, procurait un
" soulagement rapide des symptômes"

INGRÉDIENTS :
• ½ chou
• 2 carottes
• 1 branche de céleri

PRÉPARATION (POUR 2 PERSONNES) :
1. Ajouter simplement les ingrédients à l'extracteur.
2. Dégustez.

Cette boisson est simplissime. De fait, elle est composée essentiellement de chou. Le "Velours de l'estomac", comme vous l'aviez probablement compris est un excellent accompagnement des traitements contre l'ulcère et peut même être considéré comme un traitement en soi. Plusieurs études ont démontrées que le jus de chou cru, administré quotidiennement à des sujets souffrants d'ulcères, procurait un "soulagement rapide des symptômes" et que les guérisons étaient considérablement plus rapides que lorsque d'autres types de diète étaient administrés. Le jus de chou contient de l'acide métionique et de la vitamine U, des substances réputées protéger les parois de l'estomac. Faire son propre jus de chou est la manière la plus simple d'avoir sa dose d'acide métionique et de vitamine U afin de lutter contre les ulcères et troubles d'ordre digestif.Pour celui et celle qui ne cherche qu'à se prémunir contre les ulcères, ou encore ceux d'entre vous qui recherchent une boisson qui les guérira de leurs maux d'estomac, un verre de Velours De l'Estomac consommé deux fois par semaine devrait suffire à répondre à leurs attentes.

Info Santé

Les Glucosinolates contenu dans le chou vont être transformés en anti-inflammatoires (les isothiocyanates) par votre corps. Ces composés bénéfiques contrôlent certaines bactéries à l'intérieur de votre estomac (les Helicobacter pylori) qui entrent en cause dans la génération d'ulcères digestifs. C'est pourquoi un verre de jus de chou frais peut-être exceptionnellement efficace pour la prévention des ulcères.

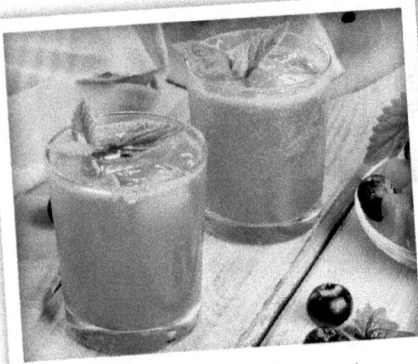

les myrtilles contiennes du manganèse,
qui contribue à la santé des os

INGRÉDIENTS :
- 3 feuilles de basilic frais
- 1,5 tasse de myrtilles
- 2 pincées de poivre de Cayenne
- 1/2 citron vert
- ¼ de pastèque moyenne, coupée en dés

PRÉPARATION (POUR 2 PERSONNES) :
1. Extrayez les ingrédients.
2. Touillez à la cuillère pour bien mélanger les jus de densités différentes.
3. Pressez la moitié d'un citron dans le jus pour ajouter une pointe de dynamisme.
4. Ajoutez des glaçons si vous préférez vos jus "frappés".

Les myrtilles doivent leur couleur bleue à leurs composés antioxydants : les anthocyanes. Les myrtilles ont de grandes qualités : elles sont riches en composés qui réduisent les inflammations, contiennent une grande quantité de vitamine C et fournissent un apport en fibres non négligeable.

Elles contiennent également du manganèse, qui contribue à la santé des os.

Info Santé

Les myrtilles réduisent les inflammations et contiennent une grande quantité de vitamine C

Un enfant, ça grandit rapidement. Tous leurs organes, et surtout leurs cerveaux, grandissent comme si leur organisme actionnait un turboréacteur.

Leurs vêtements ne sont plus à leur taille d'une semaine à l'autre. Ils en apprennent plus en 3 jours que nous n'en avons appris dans l'année...

Pour nous assurer que nos enfants reçoivent les nutriments nécessaires à leur bon développement nous devons prendre en compte ces crises de croissance.

Les enfants aiment les fruits et détestent les légumes.

Ils ne mangent que des ingrédients de couleur orange et méprisent les feuilles, surtout si elles sont vertes.
Leur repas préféré d'aujourd'hui peut facilement devenir le plat détesté de demain. Leur préparer un repas peut devenir une tâche ardue et même, un cauchemar.

Leur alimentation est trop riche en sucres et en graisses, ils consomment trop d'aliments transformés et pauvres en nutriments, ils remplacent l'eau par les sodas, grignotent entre les repas... la liste est longue des besoins à compenser et des habitudes à changer.

Si vous ajoutez à ça le fait que l'indice de masse corporelle moyen de nos enfants est en hausse constante et que le nombre d'obèse croît chaque année, vous comprendrez alors à quel point il est important de trouver de nouvelles solutions pour nourrir nos enfants correctement.

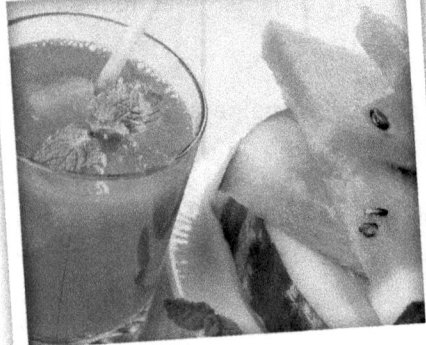

Un jus riche en fibres et en antioxydants

INGRÉDIENTS :
- ¼ de pastèque
- 1 concombre

PRÉPARATION (POUR 2 PERSONNES) :
1. Couper la pastèque en morceaux (jeter la peau)
2. Extrayez
3. Ajoutez des glaçons si vous préférez vos jus "frappés".

Les pastèques et les concombres sont constitués de plus de 90 % d'eau.

Ce jus est parfait pour prévenir la déshydratation pendant les chaudes journées d'été ou à la suite d'une activité sportive.

Ce jus contient des fibres, des antioxydants et une grande quantité d'autres vitamines et minéraux.

Info Santé

Ce jus est parfait pour prévenir la déshydratation pendant les chaudes journées d'été

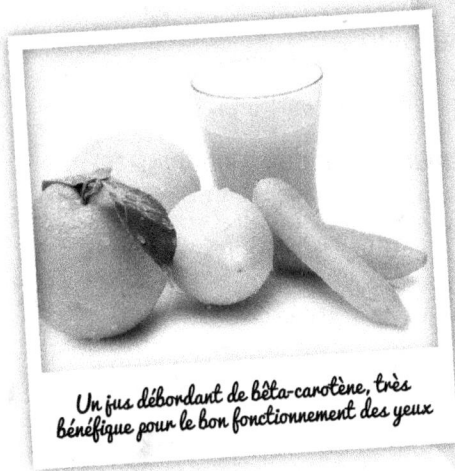

Un jus débordant de bêta-carotène, très bénéfique pour le bon fonctionnement des yeux

INGRÉDIENTS :

- 2 carottes
- 1 orange
- 4 fraises
- ½ citron

PRÉPARATION (POUR 2 PERSONNES) :

1. Extrayez l'orange et le citron.
2. Poursuivez en extrayant les carottes et les fraises.
2. Touillez à la cuillère pour bien mélanger les jus de densités différentes.
4. Ajoutez des glaçons si vous préférez vos jus "frappés".

Les carottes sont truffées de bêta-carotène et sont reconnues pour leur action positive dans le bon fonctionnement des yeux.

Les fraises contiennent une dose de fibres conséquente qui s'accompagne d'antioxydants et de potassium, un composant excellent pour développer des os solides.

Ajoutez à tout cela des oranges gorgées de vitamine C et des citrons riches en fer et vous aurez créé un jus super-héros de la santé de vos enfants.

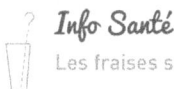

Info Santé

Les fraises sont riches en potassium, un composant essentiel pour la solidité des os.

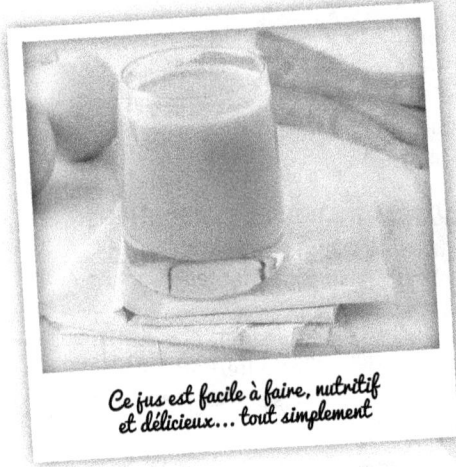

INGRÉDIENTS :
• 2 carottes
• 2 pommes rouges

PRÉPARATION (POUR 2 PERSONNES) :
1. Couper la pomme, retirez-en le cœur et ses pépins.
2. Extrayez les carottes et les pommes.
3. Touillez à la cuillère pour bien mélanger les jus de densités différentes.

Ce jus est facile à faire, nutritif et délicieux... tout simplement

Avec des ingrédients qui ne vont pas tâcher votre cuisine, ce jus est d'une production simplifiée.

Il est pourtant nutritif et délicieux.

Les pommes sont une excellente source de calcium, de fibres et d'antioxydants, tous les trois très recommandés pour l'alimentation des enfants.

Ces ingrédients ont tout juste assez de sucre naturel pour donner à ce jus une touche sucrée et procurer, sans culpabilité un véritable plaisir.

Info Santé
Les pommes sont source de calcium, de fibres et d'antioxydants.

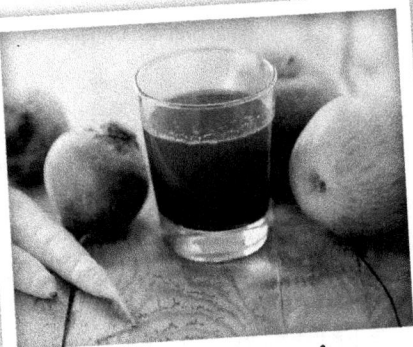

Un jus qui constitue la juste combinaison de tous les éléments nutritifs de base nécessaires au développement de nos enfants

INGRÉDIENTS :
- 1 pomme
- ½ betterave
- 3 carottes

PRÉPARATION (POUR 2 PERSONNES) :
1. Couper la pomme, retirez-en le cœur.
2. Extrayez les betteraves, les carottes et les pommes.
3. Touillez à la cuillère pour bien mélanger les jus de densités différentes.

Non seulement les betteraves vous permettent d'ajouter une couleur inhabituelle à vos recettes de jus pour les enfants mais elles offrent un bon nombre de fibres, d'antioxydants, de protéines et de fer.

Ajoutez quelques carottes pour le calcium et des pommes pour les vitamines et vous aurez une combinaison de tous les éléments nutritifs de base nécessaires au développement de nos enfants.

Info Santé

Les betteraves sont riches en fibres, antioxydants, protéines et fer.

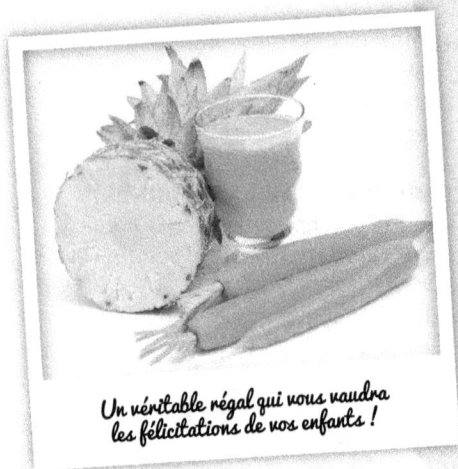

Un véritable régal qui vous vaudra les félicitations de vos enfants !

INGRÉDIENTS :
- 2 tranches d'ananas
- 2 carottes
- 1 pomme
- ½ citron

PRÉPARATION (POUR 2 PERSONNES) :
1. Couper la pomme en morceau après en avoir retiré le cœur.
2. Couper l'ananas en morceaux, après en avoir retiré la peau.
3. Extrayez le citron.
4. Extrayez les autres ingrédients.
5. Ajouter le jus de citron au dernier moment, juste avant de servir.

Un goût de paradis... Ce jus est parfait pour un pique-nique champêtre ou une journée ensoleillée autour de la piscine.

Les ananas apportent de la saveur en même temps que du calcium et des antioxydants, ce jus est un véritable régal, vos enfants vous féliciteront !

Info Santé

Les ananas apportent du calcium et des antioxydants.

INGRÉDIENTS :
- 1 poignée de feuilles de chou Kale
- 2 pommes Granny Smith
- 1 tranche d'ananas
- ¼ citron

PRÉPARATION (POUR 2 PERSONNES) :
1. Couper la pomme en morceau après en avoir retiré le cœur.
2. Couper l'ananas en morceaux, après en avoir retiré la peau.
3. Extrayez le chou Kale, après l'avoir lavé soigneusement.
4. Extrayez le citron.
5. Extrayez les autres ingrédients.
6. Ajouter le jus de citron au dernier moment, juste avant de servir.

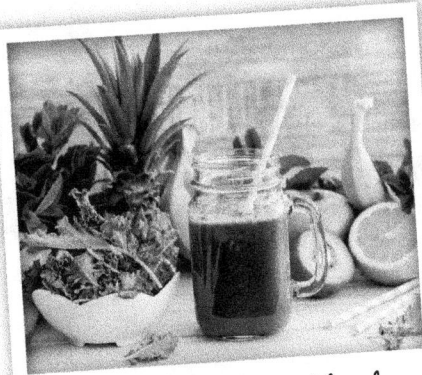

Le Chou Kale est un légumes à la mode derrière lequel se cache le bien connu chou frisé !

Les légumes à feuilles de couleur verte, en particulier le chou Kale, sont essentiels pour préserver le bon fonctionnement de son système cardio-vasculaire.

Le chou Kale est aussi riche en fibres, en antioxydants, en calcium et en bien d'autres vitamines.

Les enfants apprécient rarement la version brute de ce jus. Ils apprennent à l'aimer lorsqu'on y ajoute de la pomme, de l'ananas ou du citron, tous les trois truffés de qualités nutritives.

Info Santé

Le chou permet de préserver le bon fonctionnement du système cardio-vasculaire de nos enfants.

INGRÉDIENTS :
• 2 oranges
• 2 mandarines

PRÉPARATION (POUR 2 PERSONNES) :
1. Passez les fruits au presse-agrume.
2. Ajoutez des glaçons si vous préférez vos jus "frappés".
3. Profitez !

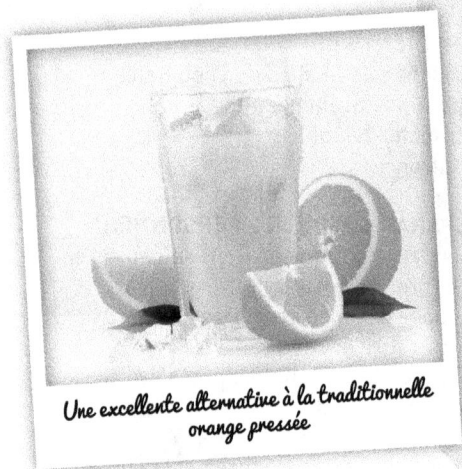

Une excellente alternative à la traditionnelle orange pressée

Ce mariage est une excellente alternative à la traditionnelle orange pressée.

Ce jus est chargé de fibres, de potassium et de vitamine C. Il est idéal pour "alcaliniser" le corps et rétablir l'équilibre acido-basique de nos enfants.

Ce jus, grâce à ses qualités nutritives est loin d'être un simple accompagnement pour une dégustation de crêpes.

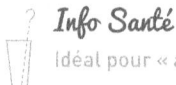

Info Santé

Idéal pour « alcaliniser » le corps et rétablir l'équilibre acido-basique de nos enfants.

Les recettes de jus de betterave rouge

Les betteraves font tout simplement partie des aliments les plus nutritifs de la planète !

Non seulement les betteraves sont riches en fibres, en minéraux et en vitamines, mais elles sont tout aussi riches en antioxydants et en composés phytochimiques.

Les betteraves sont un légume sous-estimé, que peu d'entre nous consomment autant qu'ils le devraient.

Vous voulez ajoutez les betteraves à votre vie ?

Découvrez des recettes de jus de betterave simples, savoureuses et qui feront vibrer de plaisir et d'énergie tout votre petit monde !

INGRÉDIENTS :
- 2 pommes
- 1 grande betterave
- 1 morceau de gingembre de 2-3 cm
- Des glaçons

PRÉPARATION (POUR 2 PERSONNES) :
1. Extrayez la betterave et le gingembre.
2. Coupez la pomme en morceau après en avoir retiré le cœur.
3. Extrayez le jus de pomme
4. Mélangez le jus de pomme au jus de betterave et de gingembre.
5. Ajoutez les glaçons.
6. Dégustez !

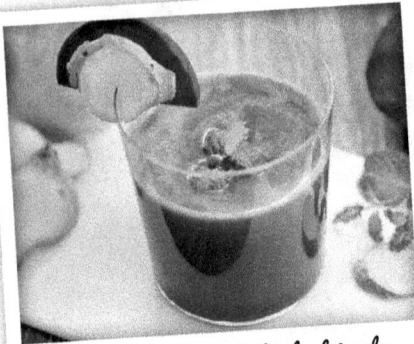

La boisson idéale pour éviter les fringales du milieu de matinée, grâce à une grande quantité de fibres embarquées

Cette savoureuse recette de jus de betterave allie la douceur de la betterave avec le piquant du gingembre et la richesse de la pomme.

Vous obtiendrez beaucoup de fibres avec cette boisson savoureuse, ce qui en fait la boisson idéale pour éviter les fringales du milieu de matinée.

De plus, le gingembre possède des propriétés antibactériennes et antivirales impressionnantes qui vont dynamiser votre immunité et vous garder en bonne santé !

Info Santé

Des propriétés anti-bactériennes et anti-virales impressionnantes qui vont dynamiser votre système immunitaire.

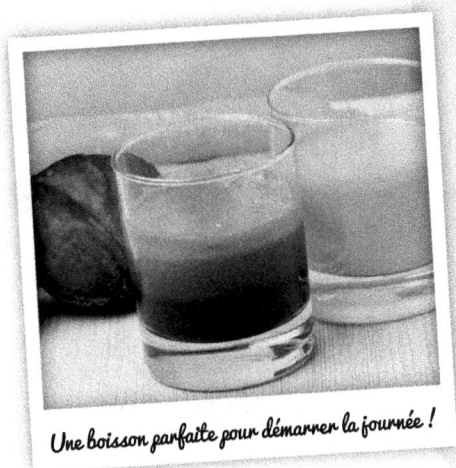

Une boisson parfaite pour démarrer la journée !

INGRÉDIENTS :
- 1 grosse betterave
- 2 oranges
- 2 carottes
- Des glaçons

PRÉPARATION (POUR 2 PERSONNES) :
1. Extrayez la betterave et les carottes.
2. Coupez les oranges en deux, et d'utiliser un presse-agrumes pour extraire le jus.
3. Ajoutez les glaçons.
6. Dégustez !

Avec cette boisson, vous allez ingérer une double dose de vitamine A. Cette vitamine préserve vos yeux et l'éclat de votre peau. Les betteraves sont gorgées de bêta-carotène, comme les carottes. Ajoutez les deux et vous obtenez une double dose de Vitamine A.

L'ajout d'oranges au mélange va lui donner une saveur acidulée, mais aussi une bonne dose de vitamine C.

Cette boisson est parfaite pour démarrer votre journée, et représente une source importante d'énergie sur la durée.

Enfin, pour le même prix, vous allez recevoir une ration de fibres qui vont repousser le coup de barre de 11h00 et vous faire oublier l'expérience désagréable du ventre qui gargouille pendant la dernière réunion de la matinée !

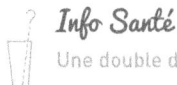

Info Santé

Une double dose de vitamine A pour préserver vos yeux et l'éclat de votre peau.

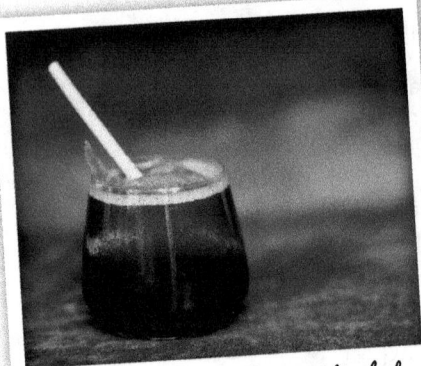

Buvez ce jus l'après-midi comme stimulant
lorsque vous vous sentirez somnolent

INGRÉDIENTS :
- 2 tasses de raisin noir
- 2 petites prunes violettes
- 1 grosse betterave
- Des glaçons

PRÉPARATION (POUR 2 PERSONNES) :
1. Extrayez la betterave avec les raisins.
2. Conservez ce jus dans un bol, avec de la glace.
3. Épluchez la prune, en ne gardant que la chair. Extrayez.
4. Mélangez les jus.
5. Dégustez.

Cette boisson est parfaite pour obtenir une bonne dose d'antioxydants dans la journée.

C'est un concentré de nutriments essentiels dont votre corps a besoin : flavonoïdes, composés phytochimiques et bétalaïnes.

Globalement c'est une boisson qui va stimuler votre santé en vous permettant d'aller de l'avant dans la journée !

Buvez ce jus l'après-midi comme stimulant lorsque vous vous sentirez somnolent.

Vous verrez que cette boisson vous rechargera en énergie grâce au sucre contenu dans les raisins, les prunes et les betteraves, mais le plus intéressant c'est que grâce aux fibres contenues dans ce jus, l'énergie qu'il vous apporte va se libérer progressivement, sur la durée.

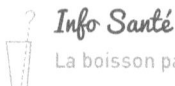

Info Santé

La boisson parfaite pour obtenir la juste dose d'antioxydants nécessaire pour la journée.

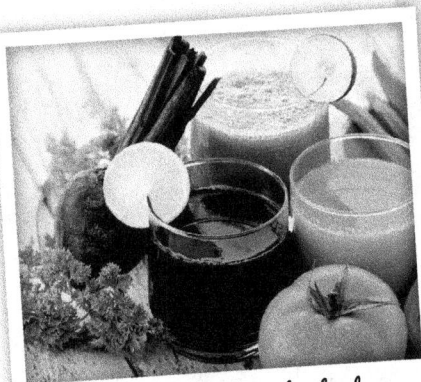

Une boisson idéales pour les chaudes journées d'été

INGRÉDIENTS :
- 6 citrons verts
- 1 grande betterave
- Sucre ou miel
- Des glaçons

PRÉPARATION (POUR 2 PERSONNES) :
1. Pressez le jus des citrons verts. Vous pouvez les presser à la main, tout simplement, ou les passer au presse-agrume.
2. Ajoutez une demi-tasse d'eau et beaucoup de glace, avec un peu de miel pour rehausser le goût sucré du jus.
3. Extrayez la betterave, mélangez les jus.
4. Touillez à la cuillère.
5. Ajoutez de la glace.
6. Dégustez.

Voilà probablement une des boissons les plus étranges que vous ayez jamais essayée. Et pourtant, c'est l'une des plus savoureuses !

La combinaison de l'acidité du citron vert avec le goût de terroir de la betterave fera sensation. C'est une merveilleuse recette de jus de betterave, de celles dont vous pouvez profiter à tout moment de la journée.

Ce jus est idéal pour les chaudes journées d'été. Lorsque vous êtes à la recherche de quelque chose de frais et de nourrissant.

La vitamine C des citrons verts accélérera la combustion des graisses. La vitamine A contenue dans les betteraves protégera votre peau des dommages causés par le soleil.

Info Santé

La vitamine C des citrons verts accélérera la combustion des graisses.

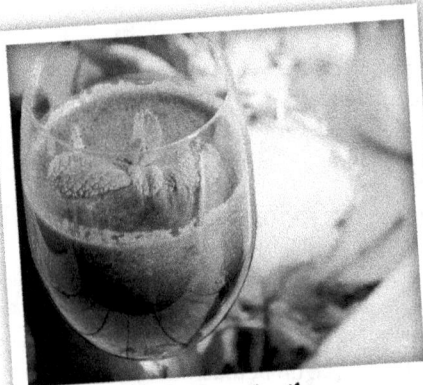

Qui n'aime pas le mélange ananas / noix de coco ?

INGRÉDIENTS :
- ½ ananas
- 120 grammes de noix de coco
- 1 grosse betterave
- Des glaçons

PRÉPARATION (POUR 2 PERSONNES) :
1. Couper l'ananas en morceaux, et extrayez la moitié de celui-ci. Versez le jus d'ananas dans une tasse, ajoutez de la glace, et remuez.
2. Extrayez la betterave et ajoutez le jus obtenu à celui de l'ananas.
3. Extrayez la chair de noix de coco. La chair doit être souple, issue d'une jeune noix de coco.
4. Touillez à la cuillère jusqu'à ce que vous obteniez un mélange homogène.
5. Ajoutez de la glace.
6. Dégustez.

Qui n'aime pas le mélange ananas - noix de coco ? Je veux dire une pina colada classique ? Je ne vous conseille pas d'ajouter de l'alcool dans la recette qui suit mais vous pourriez le faire. Le jour où vous aurez envie de consommer une boisson exotique, fraîche et désaltérante, ou de la faire découvrir à vos invités.

Vous verrez que le goût de l'ananas et celui de la noix de coco ne masque pas seulement la saveur terreuse de la betterave. Non, l'alliance de ces fruits exotiques se marie à la perfection à la douceur naturelle des betteraves, en améliore les saveurs naturelles. Ce jus est une boisson merveilleusement exotique, une réserve de vitamines, d'antioxydants et de gras très sain.

Info Santé

Ce jus est une boisson merveilleusement exotique, une réserve de vitamines, d'antioxydants et de gras on ne peut plus sain.

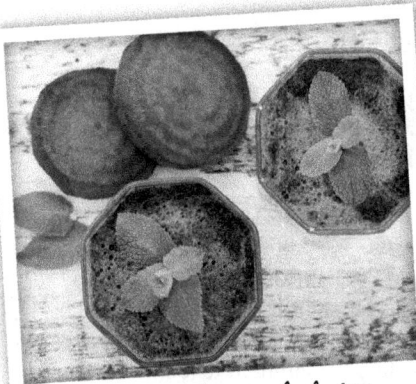

Débarrassez votre corps des toxines qui s'y accumulent...

INGRÉDIENTS :

- 1 tasse de fraises
- ½ tasse de myrtilles
- 1 grosse betterave
- 2 grosses pommes
- Des glaçons

PRÉPARATION (POUR 2 PERSONNES) :

1. Coupez les fraises en deux et extrayez-les en même temps que les myrtilles.
2. Extrayez la betterave et les pommes ensuite et versez tous les jus dans un récipient.
3. Ajoutez Des glaçons et remuez jusqu'à ce que votre boisson glacée soit prête à consommer.

Avec cette boisson, vous allez obtenir une grande quantité de puissants antioxydants. Les fraises sont une des meilleures sources de vitamine C, un composé qui stimule le système immunitaire et améliore la santé de votre peau.

Les myrtilles et les betteraves vous apportent encore plus d'antioxydants et le jus de pomme va vous apporter de la pectine qui va détoxifier votre organisme.

Si vous chercher une boisson pour vous remettre d'une activité sportive, vous ne trouverez pas mieux.

Grâce à ce jus, vous allez débarrasser votre corps des toxines libérées par la combustion des graisses, vous allez ravitaillez vos muscles et accélérer la récupération.

Info Santé

Les fraises sont une des meilleures sources de vitamine C, un composé qui stimule le système immunitaire et améliore la santé de votre peau.

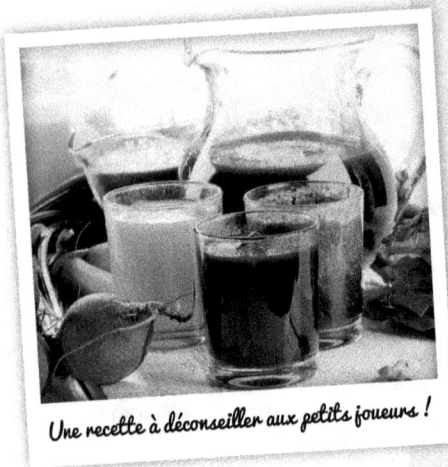

Une recette à déconseiller aux petits joueurs !

INGRÉDIENTS :
- 1 grosse betterave
- 1 petit chou frisé
- 4 carottes
- 1 poignée de feuilles d'épinards
- 1 bouquet de céleri
- Des glaçons

PRÉPARATION (POUR 2 PERSONNES) :
1. Extrayez la betterave et les carottes.
2. Extrayez le céleri et versez le jus de céleri dans le bol contenant le jus de betterave et de carotte.
3. Extrayez les épinards, mélangez tous les jus.
4. Ajouter des glaçons.
5. Buvez si vous osez !

A déconseiller aux débutants ! Ce jus est parfait pour ceux qui ont besoin de consommer plus d'aliments crus, mais qui ne réussissent tout simplement pas à manger plus de salade ou de soupe.

Ce jus n'est composé QUE de légumes. Il ne sera donc pas aussi sucré et savoureux que les jus précédents.

Cette recette regorge de nutriments très sains comme l'acide folique du chou frisé, les antioxydants de la betterave ou la vitamine A des carottes.

Avec une pointe de céleri pour ajouter une saveur acidulée, cette recette est un tremblement de terre de légumes !

Info Santé

Cette recette regorge de nutriments très sains comme l'acide folique du chou frisé, les antioxydants de la betterave ou la vitamine A des carottes.

Les recettes de jus de Carottes

À quand remonte la dernière fois que vous avez mangé cinq grosses carottes pendant le même repas ?
Jamais, probablement. Sauf si vous préparez vos jus vous-même !

Les carottes débordent de vitamines, de minéraux, d'antioxydants et de phytonutriments.
Elles sont également une bonne source de fibres, d'amidon et de sucres naturels qui les rendent idéales pour stimuler votre niveau énergétique.
Assurez-vous de les inclure dans vos jus quotidiennement afin d'en récolter les innombrables vertus.

Les carottes contribue à baisser votre taux de cholestérol, réduisent le risque de maladie cardiaque, vous aident à garder une bonne vision, diminue l'acné et permettent même d'améliorer l'aspect de votre peau et lutter contre les signes extérieurs du vieillissement.

Que demandez de plus !

Voici sept délicieuses recettes de jus de carotte pour vous aider à les intégrer à vos repas quotidien.

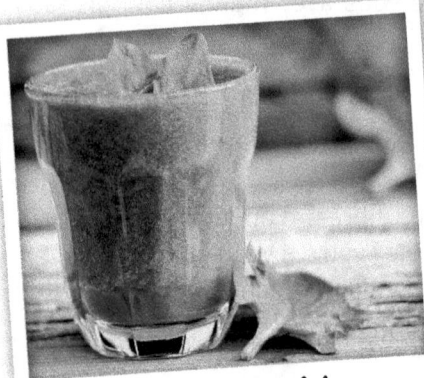

*Un jus vraiment parfait
pour démarrer la journée!*

INGRÉDIENTS :
- 1 tasse d'épinards
- 4 feuilles de chou
- 4 grosses carottes, coupées en morceaux
- 1 concombre, coupé en morceaux
- 1 citron

PRÉPARATION (POUR 2 PERSONNES) :
1. Lavez vos légumes et vos fruits.
2. Commencez à extraire vos légumes verts à feuilles (épinards et chou frisé).
3. Extrayez ensuite les carottes et les concombres pour finir avec le citron.
4. Ajoutez des glaçons et remuez jusqu'à ce que votre boisson glacée soit prête à consommer.

Ce jus est parfait pour démarrer la journée.

La carotte, le chou frisé et les épinards offrent une triple dose de vitamine A, la clé d'une bonne vision, d'un système immunitaire sain, et d'une saine reproduction de nos cellules.

Le bêta-carotène présent dans les carottes est un antioxydant naturel et il participe aussi à réduire le risque de maladies cardiaques et de cancer. Le chou frisé et les épinards ont aussi des propriétés susceptibles d'éloigner les risques de cancer.

Malgré le goût amer des légumes verts, la présence de carotte et de citron va adoucir le goût, ce qui va donner beaucoup de saveur à ce jus.

Info Santé

La carotte, le chou frisé et les épinards offrent une triple dose de vitamine A.

INGRÉDIENTS :
- 2 grosses carottes, coupées en morceaux
- ½ petit oignon, coupé en morceaux
- 1 gousse d'ail
- 1 panais, coupées en morceaux
- 1 orange, pelée et coupée en morceaux
- Une pincée de curcuma moulu
- Une pincée de poivre noir
- ½ tasse d'eau froide
- Des glaçons

PRÉPARATION (POUR 2 PERSONNES) :
1. Lavez et préparez vos légumes et vos fruits.
2. Extrayez carottes, oignon, ail, panais et orange, dans cet ordre.
3. Ajoutez le curcuma moulu et le poivre noir dans la tasse d'eau et incorporez au jus.
4. Mélangez tous les jus.
5. Ajoutez des glaçons.
6. Soignez-vous !

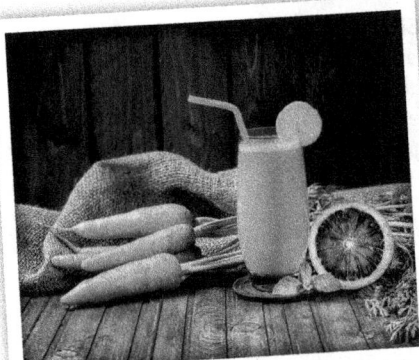

Ce jus a un goût étonnamment doux grâce à la douceur naturelle du panais et des carottes.

Ce jus vous aidera à combattre naturellement les germes du rhume et de la grippe grâce à toute la vitamine A des carottes et la vitamine C des oranges.

L'oignon et l'ail contiennent de l'allicine, un composé organo-sulfuré qui a la faculté de ralentir et tuer une grande variété de virus et de bactéries.

Info Santé

Combattez naturellement les germes du rhume et de la grippe grâce à toute la vitamine A des carottes et la vitamine C de ce jus délicieux.

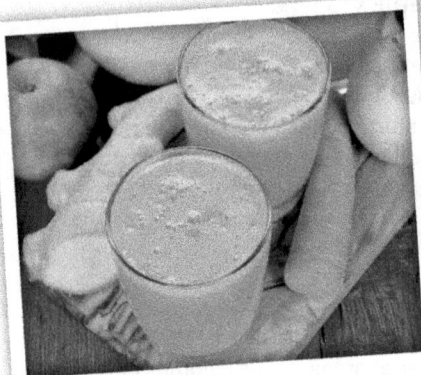

Une combinaison de douceur

INGRÉDIENTS :
- 3 grosses carottes, coupées en morceaux
- 2 fruits de la passion, ôtez les graines
- ½ petit morceau de 1-2 cm de racine de gingembre
- 2 pommes Granny Smith

PRÉPARATION (POUR 2 PERSONNES) :
1. Extrayez les carottes, puis les graines de fruits de la passion, puis le gingembre, puis les pommes.
2. Versez sur des glaçons et profitez de ce bon goût acidulé.

La combinaison de la douceur des carottes avec le parfum des fruits de la passion, agrémenté de gingembre, crée une saveur riche et unique.

Cette saveur contient la juste quantité de zinc dont nous avons besoin, apportée par le gingembre.

La consommation de fruits de la passion est bénéfique au système cardio-vasculaire. Ces fruits contiennent aussi beaucoup de magnésium, un garant de la solidité des os.

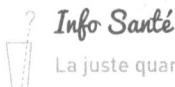

Info Santé
La juste quantité de zinc dont nous avons besoin.

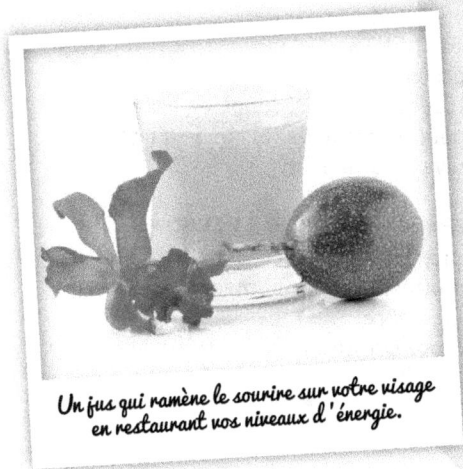

Un jus qui ramène le sourire sur votre visage en restaurant vos niveaux d'énergie.

INGRÉDIENTS :
- 1 patate douce, coupée en morceaux
- 1 petit morceau de racine de gingembre : 1-2 cm
- 3 grosses carottes coupées en morceaux
- 3 pêches moyennes dénoyautées et coupées en morceaux

PRÉPARATION (POUR 2 PERSONNES) :
1. Après les avoir lavés, extrayez les patates douces, la racine de gingembre, carottes et enfin les pêches.
2. Versez sur des glaçons et dégustez.

Additionnez des carottes, des patates douces et des pêches avec une pointe de gingembre et vous aurez devant vous un jus ramènera le sourire sur votre visage et restaurera vos niveaux d'énergie.

Les patates douces sont riches en vitamine B6, vitamine C, vitamine D et en fer.

Le fer fournit à notre corps une énergie adaptée et favorise la production de globules rouges et blancs.

Info Santé

Un jus riche en vitamine B6, vitamine C, vitamine D et fer.

INGRÉDIENTS :
- 4 grosses carottes, coupées en morceaux
- 2 tasses d'ananas, coupé en tranches
- 1 petit morceau de racine de gingembre (suivant votre goût)

PRÉPARATION (POUR 2 PERSONNES) :
1. Après les avoir lavés, extrayez les carottes, l'ananas et finissez avec le gingembre.
2. Versez sur des glaçons et dégustez.

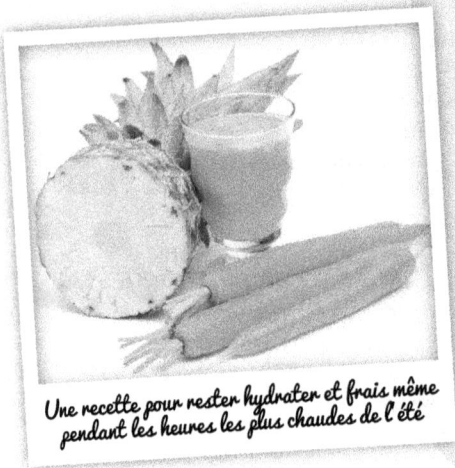

Une recette pour rester hydrater et frais même pendant les heures les plus chaudes de l'été

Cette recette simplissime va vous aider à rester hydraté et frais pendant les mois les plus chauds de l'année.

Son goût sucré et équilibré est clôturé par un éclair de gingembre qui vous incitera à vous resservir.

C'est une boisson qui aura tout à fait sa place au bord d'une piscine. Elle est idéale pour étancher votre soif et la liste des bénéfices qu'apportent le gingembre vous incitera à produire ce jus encore et encore.

Le gingembre peut faciliter la digestion et est un anti-inflammatoire naturel qui éviterait en partie la formation de tumeurs éventuelles.

Info Santé

Le gingembre peut faciliter la digestion et est un anti-inflammatoire naturel qui éviterait en partie la formation de tumeurs éventuelles.

INGRÉDIENTS :
• 5 grosses carottes, coupées en morceaux
• 1 grosse poignée d'épinards
• 2 grands branches de céleri
• ½ citron

PRÉPARATION (POUR 2 PERSONNES) :
1. Après les avoir lavés, extrayez les carottes, les épinards, le céleri et finissez par le citron que vous pouvez passer au presse-agrumes.
2. Versez sur Des glaçons et dégustez.

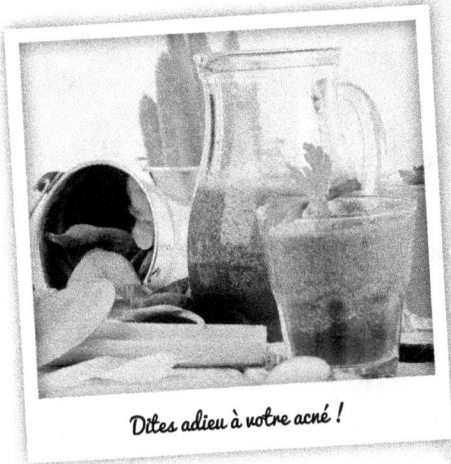

Dites adieu à votre acné !

Dites adieu à votre acné ! Cette recette de jus simple et délicieuse va vous faire retrouver votre peau de bébé.

Jetez vos produits industriels à la poubelle et essayez ce jus qui regorge de vitamine A.

la Vitamine A est l'ingrédient clé de la plupart des traitements de l'acné topiques aussi appelés rétinoïdes.

Info Santé

Essayer ce jus qui regorge de vitamine A et jeter vos crèmes industrielles à la poubelle..

QUAND LE BOIRE :
N'IMPORTE QUAND DANS LA JOURNÉE

LA MEILLEURE UTILISATION :
AVANT UN EFFORT, UNE ACTIVITÉ OU
APRÈS UN ENTRAINEMENT SPORTIF

SAVEUR :
GOUT DE CÉLERI TRES PRONONCÉ

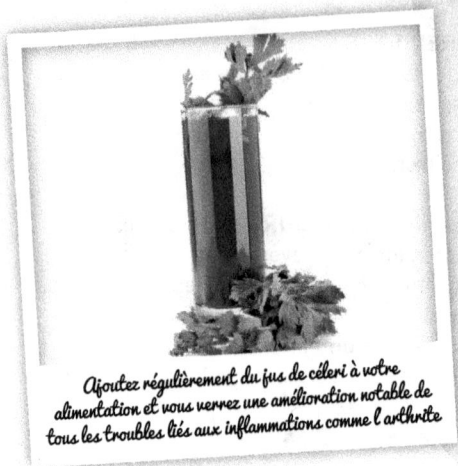

INGRÉDIENTS :
• 4-6 branches de céleri

PRÉPARATION (POUR 2 PERSONNES) :
1. Nettoyez le céleri.
2. Extrayez.
3. Dégustez.

Ajoutez régulièrement du jus de céleri à votre alimentation et vous verrez une amélioration notable de tous les troubles liés aux inflammations comme l'arthrite

Le jus de Céleri est excellent pour le système cardiovasculaire, il évite les inflammations et les maladies et diminue les risques de cancer. Il purifie votre organisme, améliore l'état de votre peau, améliore la récupération après l'effort et la réaction au stress. Il va même jusqu'à agir positivement sur la qualité de votre sommeil. Ajoutez régulièrement du jus de céleri à votre alimentation et vous verrez une amélioration notable de tous les troubles liés aux inflammations comme l'arthrite, l'ostéoporose, la goutte et même l'asthme. Ce bénéfice est dû à la lutéoline et aux polyacétylènes que le jus de céleri contient en grandes quantités. D'autres nutriments du jus de céleri sont particulièrement intéressants, comme les phtalides, qui permettent de réduire une tension élevée. Les phtalides sont aussi réputés pour leur faculté à baisser le taux de mauvais cholestérol.

Débordant d'antioxydants et de composés phénoliques comme les flavonols ou les furanocoumarines, le jus de céleri pourrait offrir un effet protecteur contre le cancer.

Info Santé

Le jus de céleri, juste après le sport ou en rentrant du travail peut s'avérer particulièrement reconstituant et hydratant. Au naturel, le céleri contient une teneur élevé en électrolytes de sodium et de potassium qui vont permettre à nos cellules de conserver un équilibre électrochimique harmonieux.

QUAND LE BOIRE :
N'IMPORTE QUAND DANS LA JOURNÉE

LA MEILLEURE UTILISATION :
AVANT UN EFFORT, UNE ACTIVITÉ
SPORTIVE OU APRÈS LE TRAVAIL

SAVEUR :
UN BON GOÛT DE CAROTTE

57 — les Recettes Panacées : le Jus de Carottes

INGRÉDIENTS :
• 6 carottes biologiques

PRÉPARATION (POUR 2 PERSONNES) :
1. Nettoyez vos carottes. Brossez-les rapidement.
2. Une fois brossées et lavées, coupez les deux extrémités et si elles sont trop grosses pour votre extracteur, coupez-les en deux.
3. Suivant la taille de la cheminée de votre extracteur, il peut être intéressant d'acheter des carottes qui soient plus petites, par exemple 12 cm ou même moins. Notez que les petites carottes sont souvent plus sucrées que les grosses.

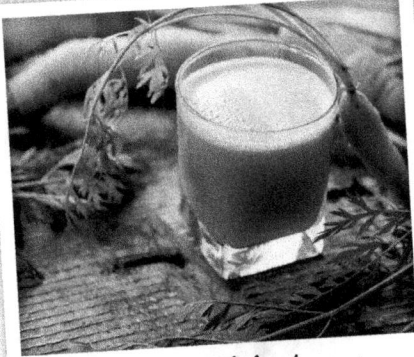

Il est très simple de préparer un bon jus de carotte !

Il est très simple de vous préparer un bon jus de carotte, et le fait d'en boire régulièrement remonte votre niveau énergétique et vous procure une meilleure santé. Le jus de carotte à une action nettoyante, en particulier sur le foie et le système digestif, il fait aussi des merveilles sur les yeux fatigués et nourri remarquablement bien la peau.

Je vous recommande de faire bien attention a utiliser des carottes biologiques pour vos jus de carotte.

En effet, c'est la qualité du sol ou pousse la carotte qui la rend aussi bonne pour la santé. Ce qui signifie que les carottes absorberont aussi les pesticides et les métaux lourds qui se trouvent éventuellement dans ce même sol.

Les carottes biologique n'ont donc pratiquement pas besoin d'être pelées. C'est une bonne chose car c'est juste sous la peau que se trouvent les nutriments que vous désirez consommer dans la carotte.

Info Santé

Sachez choisir vos carottes, de préférence issues de l'agriculture biologiques. Plus la couleur sera prononcée et plus le beta carotène et les antioxydants seront présent dans votre carotte et vous seront bénéfiques lors de leur consommation.

LE GUIDE PRATIQUE DES STRATÉGIES D'UTILISATION DES JUS DE FRUITS ET DE LÉGUMES

Des jus pour améliorer et préserver votre vue

Beaucoup d'entre nous passent leur journée devant un écran électronique.

Ce changement récent de nos comportements met nos yeux à rude épreuve.

Fatigue oculaire, yeux secs et irrités, difficulté à voir les détails et détérioration de la vue dans son ensemble sont devenus des problèmes communs. Et le nombre des personnes qui souffrent de ces symptômes n'a cessé de s'accentuer durant la dernière décennie.

Prendre régulièrement des pauses et réduire la quantité de temps passée à regarder les écrans lumineux sont des facteurs importants pour réduire les inconvénients de ce nouveau comportement mais votre régime alimentaire, et en particulier, la consommation de jus peut aider vos yeux à mieux supporter la situation.

Voyons comment un jus, consommé régulièrement peut jouer un rôle dans l'amélioration de votre vue de façon complètement naturelle et déterminons quels sont les meilleurs fruits et légumes à sélectionner pour faire des jus pour nous permettre d'améliorer et de préserver notre vue.

L'IMPORTANCE DES XANTHOPHYLLES

Les jus de fruits et de légumes crus apportent à nos organismes une multitude de vitamines, de minéraux et d'antioxydants qui vont nous aider à conserver ou à retrouver une meilleure vue. La vitamine A contenue dans les caroténoïdes comme l'alpha et le bêta-carotène est très importante pour vos yeux, de même que les antioxydants contenus dans la vitamine C et certains minéraux comme le zinc.
Alors que les carences en nutriments sont fréquentes et que ces dernières impactent négativement notre santé oculaire, la cause principale des problèmes de vision que nous connaissons est le plus souvent une carence en xanthophylles.

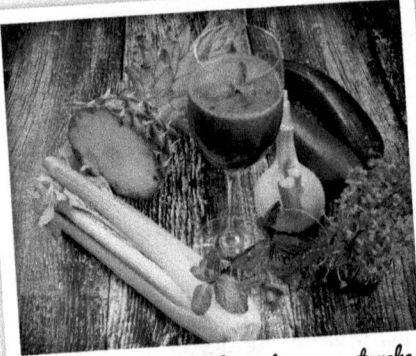

Un jus doux et rafraîchissant avec une touche de fraîcheur apportée par le persil.

INGRÉDIENTS :
- 3 branches de céleri
- 5 grosses carottes, coupées en morceaux
- 1 petit morceau de 1-2 cm de racine de gingembre
- 1 concombre, coupé en morceaux
- 1 grande tasse de tranches ananas
- 1 betterave, coupée en morceaux
- 3 brins de persil

PRÉPARATION (POUR 2 PERSONNES) :
1. Après les avoir lavés, extrayez le céleri, les carottes, le gingembre, le concombre, l'ananas, les betteraves et enfin le persil.
2. Versez sur Des glaçons et dégustez.

Autre jus favori des étés chauds, ce jus est doux et rafraîchissant, mais avec une touche de fraîcheur apportée par le persil.

La broméline apportée par l'ananas est un antioxydant naturel et qui agit efficacement pour lutter contre les inflammations et faciliter la digestion.

Info Santé

La broméline apportée par l'ananas est un antioxydant naturel les xanthophylles sont des antioxydants dérivés des caroténoïdes, qu'on trouve les plus souvent dans les fruits et légumes de couleur jaune, orange et rouge, ou encore dans les légumes où la chlorophylle domine. La lutéine et la zéaxanthine sont les xanthophylles les plus connu et probablement les plus important pour vos yeux.

On observe une forte concentration de lutéine et de zéaxanthine dans la région de l'œil appelée *la macula*, une zone dont la fonction est de restituer les détails des images que nous regardons sur une page ou un écran. La lutéine et la zéaxanthine donnent à votre macula sa couleur jaune caractéristique et sont vitales pour la protéger des Ultraviolets et de la lumière bleue.

La lumière bleue est une fréquence particulièrement sensible du spectre lumineux pour vos yeux. Elle sert à traiter et à régler la surexposition et est souvent impliquée dans les affections oculaires graves comme la cataracte et la dégénérescence maculaire liée à l'âge (DMLA).

Les études menées sur le sujet suggèrent qu'une alimentation riche en lutéine et la zéaxanthine pourrait réduire le risque de développer une DMLA. Étant donné que cette affection des yeux est une des premières cause de cécité chez les personnes âgées et devrait affecter des millions de personnes dans le monde d'ici 2020, Vous devriez vous préoccuper de ces antioxydants et vous demander comment en obtenir dans votre alimentation. Même pour les personnes déjà atteintes de dégénérescence maculaire, un apport en xanthophylle pourrait participer à la réparation des dommages causés par la maladie. Une étude a révélé que l'ingestion de lutéine en supplément de l'alimentation conduisait à des améliorations mesurables de la vision et de la densité du pigment maculaire. Les scientifiques ayant poursuivi la recherche considèrent que la « lutéine pourrait jouer un rôle important comme agent de réduction du risque de contracter la DMLA ».

Une autre étude sur les personnes qui travaillent sur des écrans au quotidien a montré que la supplémentation en lutéine avait pour effet d'améliore la fonction visuelle et la sensibilité au contraste. L'étude retient que la « lutéine peut avoir des effets bénéfiques sur la performance visuelle ». La lutéine et la zéaxanthine devraient également protéger vos yeux d'autres maladies oculaires comme la cataracte et le glaucome.

Alors, comment peut-on augmenter ses apports en lutéine et, plus difficile encore, en zéaxanthine ?

Certains fruits et légumes contiennent de la lutéine et la zéaxanthine et seront très bénéfiques pour améliorer et conserver la qualité de votre vision.

Voici les cinq meilleurs Jus de Fruits et légumes à Haute teneur en lutéine et en zéaxanthine :

LE CHOU KALE

Les légumes de couleur vert sombre sont souvent considérés comme une bonne source de lutéine et le chou Kale est l'un des légumes qui recèle la plus forte concentration de lutéine. Extrêmement riche en vitamines, en minéraux et en beaucoup d'autres antioxydants, le chou Kale sera un allié parfait pour protéger vos yeux mais aussi contre les dommages causés par les radicaux libres. Le chou Kale cru est un excellent légume pour faire des jus qui préservent votre vision et améliorent l'état général de votre santé.

LES POIVRONS ORANGES

Ils ressemblent à un légume rare et exotique et leur jus est tout à fait délicieux. Les poivrons, et en particulier ceux de couleur orange, sont une bonne source de zéaxanthine. Les poivrons rouges et jaunes peuvent aussi faire l'affaire si vous ne trouvez pas de poivrons oranges. Seuls les poivrons verts seront peu utiles si on recherche des xanthophylles.

LE CÉLERI

Le céleri, et tout particulièrement ses feuilles, est une bonne source de lutéine pour vos yeux. Nettoyant et détoxifiant, les propriétés du céleri sont nombreuses et sa consommation bénéficiera également à vos reins. Le bon fonctionnement du rein est étroitement lié au bon fonctionnement des yeux en médecine traditionnelle chinoise, ce qui devrait vous décider doublement à ajouter cet ingrédient à vos jus.

LA BETTERAVE ET SES FANES

Le jus de betterave, avec sa couleur rouge et profonde est plein de nutriments qui agissent positivement sur votre foie, un autre organe vital associé au bon fonctionnement des yeux. De nombreuses fonctions corporelles sont affectées lorsque votre foie est sollicité trop fortement. Les betteraves sont un excellent légume à ajouter à vos recettes de jus. Fait intéressant, les fanes des betteraves sont considérées comme une excellente source de lutéine mais aussi de zéaxanthine. Ajoutez les fanes de betteraves à vos jus pour améliorer votre vision et sauvegarder la santé de vos yeux.

LE KIWI

Des études récentes sur les kiwis ont montré qu'ils contenaient des taux élevés en lutéine. Étant donné que les kiwis sont aussi une excellente source de vitamine C, une vitamine nécessaire à la protection de nos yeux, les kiwis paraissent mériter leur place dans nos recettes de jus.

Conseils supplémentaires pour des yeux sains :

Les ingrédients évoqués ci-dessus seront un excellent moyen d'obtenir plus de lutéine, de zéaxanthine mais ils seront aussi source d'autres nutriments. Ajoutez ces ingrédients à votre liste de course habituelle et intégrez-les à votre régime alimentaire quotidien pour vous assurer d'avoir une bonne vision et aussi de la conserver. Essayer aussi de manger des fruits et des légumes de couleur jaune, rouge et orange ainsi qu'un maximum de légumes à feuille de couleur verte pour renforcer vos apports en antioxydants et améliorer vos défenses immunitaires.

Les xanthophylles et bien d'autres antioxydants comme l'alpha et le bêta-carotène ont la particularité d'être liposolubles. Cela signifie qu'ils exigent la présence de certains acides gras afin d'être absorbés par notre organisme de façon optimale.

Nous vous recommandons l'ajout d'une cuillère à café d'huile de foie de morue dans vos jus afin de vous assurer d'avoir la dose suffisante de gras de qualité nécessaire à la bonne absorption des nutriments que contiennent vos jus. En outre, l'huile de foie de morue est extrêmement riche en vitamine A, en vitamine D et en oméga-3. Les effets bénéfiques de l'huile de foie de morue sur votre vision et particulièrement en cas de sécheresse oculaire devraient vous convaincre d'essayer ce produit qui nous a souvent laissé un souvenir amer pendant notre enfance. Fort heureusement, les versions les plus récentes d'huile de foie de morue devraient permettre de lever tous vos doutes.

Enfin, assurez-vous de faire plus de pauses lorsque vous travaillez devant un écran. Évadez-vous de l'écran au moins toutes les heures, et même toutes les 30 minutes si cela vous est possible. Lancez votre regard au loin et scrutez un objet à distance pendant un certain temps le plus souvent possible. Vous pouvez aussi tout simplement fermer les yeux pendant quelques minutes et laissez vos yeux se détendre.

La plupart des gens sont d'accord pour dire que leurs yeux sont d'une importance vitale. Boire des jus de fruits et de légumes en suivant nos recommandations au quotidien devrait vraiment aider à améliorer votre vue et la préserver dans le temps.

Toute l'équipe de www.perdreduventre.tv, de www.monateliersante.com est intéressée par vos expériences : quels sont vos légumes préférés ? Quelles autres recettes et astuces utilisez-vous pour améliorer et préserver votre vue ?

Écrivez-nous nous à oscar.valdemara@gmail.com vos meilleurs témoignages seront mis en avant sur le site et recevront des cadeaux !

Des jus pour éviter la maladie

es jus de fruits et de légumes sont un moyen efficace d'augmenter votre apport en antioxydants et vous assurer ainsi une meilleure santé et une réduction des risques de tomber malade. Les fruits et les légumes ont déjà été abondamment cités lors des recherches touchant à la diminution des risques de maladies comme le cancer ou les maladies cardiaques. On admet communément que consommer des fruits et des légumes permet de prévenir les dommages occasionnés par les radicaux libres grâce à l'action protectrice des phytonutriments antioxydants qu'ils contiennent. C'est pourquoi un jus est un moyen efficace et pratique d'améliorer sa santé et de prévenir les maladies. Voyons maintenant quels sont les meilleurs fruits et légumes susceptibles de réduire les risques de maladie cardiaque, de cancer, de trouble digestif et hépatique ou encore d'éviter les problèmes rénaux.

Comment les antioxydants contenus dans les jus vous protègent :

Une fois leur jus extrait, la plupart des antioxydants se concentrent pour devenir plus facilement assimilable par notre organisme. Le lycopène, la quercétine et le bêta-carotène font partie des antioxydants les plus connu, mais il en existe une grande variété.

Ces phytonutriments travaillent de façon complexe afin de prémunir votre corps contre les maladies qui pourraient l'attaquer, mais l'un de leurs principaux effet est d'empêcher l'oxydation occasionnée par les radicaux libres. Les cellules sont alors endommagées lors de la métabolisation de l'oxygène. « Radicaux libres » est une expression utilisée pour décrire des cellules abimées, auxquelles manquent une molécule critique.

Ces cellules vont ensuite s'en prendre aux cellules immédiatement voisine pour leur « voler » cette molécule manquante. Cette action blesse le plus souvent la cellule délestée tout en endommageant son ADN. Potentiellement, cette situation créée les conditions d'une potentielle réaction en chaîne. Une situation souvent considérée comme un préalable à des maladies comme le cancer.

Une activité cellulaire normale aura tendance à générer une petite quantité de radicaux libres. En général, cela ne pose pas de problème et les antioxydants de votre organisme s'en charge de façon efficace afin d'en minimiser les dommages.

Les problèmes commencent lorsque nous submergeons nos organismes de sources de radicaux libres. Fumée de cigarette, produits chimiques dans les aliments transformés, alcool, pollution et d'autres toxines environnementales sont toutes de grandes sources de radicaux libres qui produisent un important stress oxydatif.

Lorsque nous baignons dans les composés responsables de la création de radicaux libres, notre corps a besoin de beaucoup plus d'antioxydants pour traiter efficacement le stress oxydatif. Ce « bain » pourrait être occasionné par le simple fait de vivre dans une ville polluée et de manger de la nourriture déjà préparée.

Réduire les impacts négatifs de notre vie moderne et minimiser les dommages cellulaires qui en résultent, voila une tache où les jus de fruits et de légumes ont un grand rôle à jouer.

Des jus pour améliorer votre apport en antioxydants :

Produire et consommer régulièrement des jus de légumes et de fruits crus augmentera naturellement la quantité d'antioxydants dont votre corps disposera pour faire face aux dommages occasionnés par les radicaux libres. Le lycopène contenu dans la tomate et la pastèque a prouvé son aptitude à protéger nos organismes contre les oxystérols, des produits résultant de l'oxydation du cholestérol, l'une des causes possibles des maladies cardiovasculaires.

L'apport en carotène Alpha que nous permet la consommation de jus de carottes et de certains légumes à feuilles de couleur verte est fortement associé à la diminution des risques de contracter certains types de cancers. De même, le bêta-carotène trouvé dans beaucoup de fruits et légumes pourrait nous protéger contre une grande variété de maladies.

Les caroténoïdes comme le bêta-carotène et le lycopène ont même prouvé qu'ils étaient plus efficaces que la crème solaire contre les rayons Ultraviolets. Manger plus de fruits et de légumes est très bénéfique mais il peut être délicat de manger les quantités requises de fruits et de légumes crus entiers alors qu'il est très simple et très pratique de concentrer leur qualités dans un délicieux verre de jus fraîchement extrait.

Boire des jus pour rester en bonne santé est une idée extrêmement attrayante parce que c'est une façon simple et pratique d'obtenir la bonne dose d'antioxydants et de nutriments essentiels comme les vitamines, les minéraux et enzymes.

Alors que la quasi-totalité des fruits et légumes permettent d'augmenter notre apport en antioxydants et ainsi lutter contre la maladie, quelques-uns sont particulièrement bénéfiques pour contrer certains problèmes de santé.

10 jus pour éviter les maladies :

Nous allons nous intéresser maintenant aux maladies du cœur, du foie, aux problèmes rénaux, aux cancers et aux troubles digestifs afin de préconiser pour chacune de ces affections des jus spécifiques qui amélioreront la réponse de nos défenses face à leurs attaques.

Enfin, nous conclurons par une recette de jus combinant l'ensemble de ces ingrédients dans une solution antioxydante particulièrement efficace.

DES JUS POUR SE PROTÉGER DES MALADIES CARDIOVASCULAIRES

LA TOMATE

Les tomates sont savoureuses et représentent une des plus grandes sources de cet antioxydant appelé lycopène. Le lycopène est exceptionnel pour prévenir l'oxydation du cholestérol dans notre système cardio-vasculaire et nous prémunir contre les maladies cardiaques. Rassasiant et savoureux, le jus de tomate trouvera facilement sa place dans toutes vos recettes de jus.

LA PASTÈQUE

La pastèque est également une bonne source de lycopène mais elle contient aussi des niveaux élevés de citrulline. Cet acide aminé se transforme en arginine dans notre organisme et dilate nos vaisseaux sanguins, contribuant ainsi à réduire l'hypertension artérielle, un autre indicateur de maladie cardiaque potentielle. Après l'avoir brossée, extrayez la totalité de votre pastèque en incluant la peau. En effet, une grande partie de la citrulline est contenue dans le blanc de la peau de la pastèque.

DES JUS POUR PROTÉGER LE FOIE

LES BETTERAVES

La betterave est un excellent détoxifiant du foie et certaines substances qu'elle contient pourraient même l'aider à se régénérer. Le jus de betterave est parfait pour les foies fatigués par les excès de boisson ou par certaines toxines provenant de nombreux plats préparés.

LES POMMES

Les pommes ne sont pas seulement délicieuses, elles contiennent également des trésors de flavonoïdes antioxydants qui s'ajoutent à leur douceur naturelle. Voila pourquoi vous retrouvez des pommes dans la plupart des recettes de jus destinés à préserver votre santé.

La meilleure partie de la pomme est située juste en dessous de la peau. Habituellement traitée par pulvérisation, les pommes que vous trouvez communément en magasin seront généreusement pourvues en pesticides et autres cires. Les pommes biologiques représentent un meilleur choix, mais sachez que si vous ne trouvez pas de pommes biologiques, le fait de les passer 30 secondes sous l'eau du robinet suffit à éliminer les 3/4 des pesticides contenus par ces fruits. Trempez-les ensuite dans de l'eau tiède additionnée de 10 % de vinaigre blanc pendant 15 minutes et vous aurez rendus pratiquement inoffensifs les « passagers clandestins » qui accompagnaient vos délicieuses pommes.

Ces conseils sont valables pour tout produit n'ayant pas été cultivé dans le respect des règles de l'agriculture biologique.

DES JUS POUR PROTÉGER LES REINS

LE CÉLERI

Le céleri est un détoxifiant puissant et le jus de céleri est surtout efficace pour le nettoyage des reins. Le céleri contient un diurétique naturel qui éliminera en douceur les excès d'eau et de toxines qui encombrent vos reins.

LE CONCOMBRE

Les concombres fraîchement extraits sont conseillés pour leur action tonique sur les reins et permettraient même d'éviter la formation de calculs rénaux. Le jus de concombre a bon goût, est très alcalinisant et hydratant et a même une action positive sur l'état de votre peau.

Comme pour les pommes et le céleri, le choix de produits issus de l'agriculture biologique est recommandé pour les concombres. Si vous n'avez pas le choix, rincez, trempez et lavez vos légumes comme préconisé précédemment pour éliminer l'essentiel des pesticides et des cires qui accompagnent presque inévitablement les produits achetés en grande surface.

DES JUS POUR PROTÉGER NOTRE SYSTÈME DIGESTIF

LE CHOU

Consommer du jus de chou peut sembler rebutant, mais sachez que ce jus est excellent pour lutter contre les problèmes gastro-intestinaux et surtout pour prévenir ou traiter les ulcères de l'estomac.

Les glucosinolates contenus dans le jus de chou cru sont transformés par notre organisme en isothiocyanates : des anti-inflammatoires puissants. Ces derniers apaisent les douleurs du tube digestif et limite la prolifération d'une bactérie reconnue causer les ulcères de l'estomac : l'*Helicobacter pylori*.

LA PAPAYE

Le jus de papaye ajoute une touche tropicale à toute recette de jus et est de surcroît un autre fruit riche en antioxydants qui permet de faciliter la digestion. C'est encore une fois dans la peau de la papaye que l'on trouve la majorité de la papaïne, l'enzyme digestive qui vous aidera à digérer. Rincez, trempez et frottez doucement la peau de vos papayes avec du vinaigre de cidre avant de les inclure dans vos jus, le vinaigre de cidre permettra d'augmenter l'effet bénéfique que les papayes apportent à votre système digestif.

DES JUS POUR RÉDUIRE LES RISQUES DE MALADIE

LE CHOU KALE

Le chou Kale est légume étonnant, débordant de vitamines, de minéraux et de phytonutriments. Il offrirait un intérêt particulier dans la réduction des risques de cancer du fait de sa teneur en composés organosulfurés, réputés efficaces contre certains cancers.

LES CAROTTES

Le jus de carotte est truffé de bêta-carotène, d'alpha-carotène et de nombreux autres antioxydants réputés protéger du cancer. Alcalinisant et riche en minéraux, le jus de carotte est souvent considéré comme un tonique pour la santé, un produit qui protégerait contre de nombreuses maladies. Choisir des carottes biologiques pour faire ses jus est important. Les carottes absorbent les toxines et les nutriments du sol où elles poussent. Ceci dit, les précautions et la procédure de rinçage, trempage et lavage déjà largement évoqués ici permettant de réduire les effets négatifs des pesticides et autre traitements administrées à vos carottes. Dans le doute, n'hésitez pas à peler les ingrédients de vos jus.

Nota Bene :

Une maladie aussi grave que le cancer nécessite les conseils d'un professionnel qui examinera toutes les options de traitement possibles et travaillera en harmonie avec votre organisme pour vous guérir. Si vous êtes malade, il est impératif que vous obteniez l'approbation d'un médecin avant de changer votre diète ou d'adopter une nouvelle habitude alimentaire.

CONCLUSION

Nous espérons vous avoir fourni un peu d'inspiration pour accompagner votre entrée dans la famille de la fabrication de jus pour améliorer votre santé et réduire les risques de maladies. La consommation de jus crus est véritablement l'un des moyens les plus simples et les plus efficaces pour rapidement observer une différence notable dans votre niveau de vitalité et de bien-être.

Essayez de consommer vos jus crus tous les jours pendant deux semaines - le matin avant de commencer la journée ou alors dans la soirée, lorsque vous rentrez chez vous après votre journée de travail.

Boire vos jus crus pourrait faire une grande différence pour votre santé, même à court terme. À plus long terme, ce changement dans votre alimentation pourrait même être un antidote parfait aux maladies rencontrées le plus souvent dans nos environnements toxiques.

Toute l'équipe de www.perdreduventre.tv, de www.monateliersante.com est intéressée par vos expériences : quels sont vos légumes préférés ? Quelles autres recettes et astuces utilisez-vous pour améliorer votre santé et réduire les risques de maladies ?

Écrivez-nous nous à oscar.valdemara@gmail.com faites-nous part de votre expérience. Les meilleurs témoignages seront mis en avant sur le site et un tirage au sort portant sur tous les témoignages donnera lieu à un tirage au sort avec cadeaux !

Des jus pour avoir de l'énergie

Notre corps a besoin de calories en excès uniquement pour produire de l'énergie en quantité suffisante et de façon stable. Vitamines, minéraux, enzymes et divers autres éléments nutritifs jouent un rôle vital dans notre production d'énergie et la moindre carence dans un certain nombre d'entre eux peut avoir un effet notable sur notre bien-être.

Les légumes et les fruits crus comptent parmi les meilleures sources de nutrition dont on puisse avoir besoin pour réaliser notre potentiel. Mais comment nous les procurer en quantité suffisante dans notre alimentation? C'est là que les jus de fruits et de légumes crus entrent en scène.
La nature unique des jus de fruits et de légumes crus fraîchement préparés rend leur consommation particulièrement efficace pour ceux qui cherchent à élever leur niveau d'énergie ou encore ceux qui expérimentent des fluctuations violentes de ce même niveau d'énergie du fait des conséquences de leur consommation de sucre ou de café.
C'est par rapport à la caféine ou au sucre que les jus ont une telle valeur énergétique. Voici cinq recettes de jus pour alimenter sainement vos organismes, améliorer votre concentration et augmenter globalement votre vitalité.

Sucre, café ou Jus crus frais, quel est la meilleure source d'énergie ?

L'ÉNERGIE PROVENANT DU SUCRE

De nombreuses personnes commencent leur journée par des céréales sucrées ou du pain blanc en guise de petit déjeuner. Ces glucides simples qui n'existent pas dans la nature sont digérés rapidement et arrivent brusquement dans notre flux sanguin. Moins de 15 minutes sont nécessaires pour voir notre sang submergé de grandes quantités de sucre. Vous verrez régulièrement l'emballage des céréales du petit-déjeuner claironner qu'elles sont une source d'énergie.
Mais désire-t-on réellement ce type d'énergie ? Souhaitez-vous vraiment ressentir une surcharge énergétique de courte durée ? Les sucres simples vont saturer votre circulation sanguine si rapidement que votre organisme ne pourra traiter l'afflux de glucose. Ce sucre représente en fait une

telle menace pour sa santé, que votre corps va produire une hormone : l'insuline. Cette hormone est responsable du stockage des graisses. Elle va transformer en gras une partie de l'excès de sucre absorbé à cause de l'ingestion de pain blanc ou des céréales raffinées.

L'insuline va d'abord transformer et stocker le sucre dans le foie sous forme de glycogène, mais une fois le foie saturé, elle va transformer ce sucre excédentaire en gras sous forme de triglycérides.

En traitant l'excès de sucre de votre sang, l'insuline fait souvent un peu trop bien son travail et c'est alors que vous ressentez la faim, la fatigue et un manque d'énergie quelques heures seulement après ce petit déjeuner pourtant si riche. Notre organisme s'est débrouillé pour stocker sous forme de gras une source d'énergie qui ne nous a pas été rendue disponible. Nous sommes faibles, nous avons faim et nous grossissons... Sans fin.

Nous recommandons chaudement de remplacer les céréales industrielles et le pain blanc par d'autres alternatives bien plus satisfaisantes et stables que nous vous présenterons en fin de chapitre.

L'ÉNERGIE PROVENANT DE LA CAFÉINE

La plupart d'entre nous commencent la journée par un «shoot» de café. Si vous êtes accro à la caféine, vous allez vous sentir bien, plein d'énergie. Pourtant les recherches démontrent qu'une fois le café remplacé par des alternatives plus saines, les résultats et l'efficacité sont les mêmes, voire meilleurs que lorsque la caféine était nécessaire, ne serait-ce que pour se réveiller le matin.

Avec le temps, la sensibilité aux effets de la caféine chute et les quantités de café nécessaires pour ressentir une action énergisante deviennent de plus en plus élevées.

Pour beaucoup de consommateurs habituels, l'énergie supplémentaire attendue s'est même transformée en un léger stress et une pointe d'anxiété. Le café peut aussi priver nos organismes de minéraux importants comme le magnésium. De même, l'acidité occasionnée par le café peut potentiellement causer des problèmes gastro-intestinaux comme des ballonnements, des crampes et même une mauvaise digestion. Tous ces effets secondaires ont de sérieuses conséquences sur vos niveaux d'énergie.

L'ÉNERGIE PROVENANT DES JUS FRAIS DE FRUITS ET DE LÉGUMES CRUS

Les jus sont la façon la plus simple d'améliorer vos niveaux d'énergie. Parce que les nutriments présents dans les jus de fruits et légumes crus sont hautement assimilables par nos organismes. Les jus de fruits et de légumes crus sont des sources concentrées de magnésium, de calcium, de potassium et de sodium, des minéraux extrêmement importants pour nos métabolismes. Les oligo-éléments comme le fer, le manganèse, le sélénium et le zinc, présents en grande quantité dans les jus de fruits et de légumes crus sont essentiels à la production d'énergie mais aussi au maintien de cette énergie dans notre corps. Les provitamines A, la vitamine C et la vitamines B en particulier, sont vitales pour la stabilité de notre énergie. Laissez leur niveau baisser et votre corps et votre cerveau souffriront très vite. Ces jus permettent d'augmenter naturellement et très simplement nos apports en vitamines hautement absorbables.

Nous n'oublierons pas la panoplie d'enzymes, d'antioxydants et la pléthore de phytonutriments que nous fournissent nos jus de fruits et de légumes crus, dont les « cinq recettes pour avoir de l'énergie » de ce guide sont une représentation efficace.

Que se soit en appliquant l'une des 5 recettes de ce guide ou une autre recette de jus, gardez les informations suivantes dans un coin de votre esprit :

1. Privilégiez les produits issus de l'agriculture biologique, en particulier pour les carottes, le céleri, le concombre, les pommes, les baies et les légumes-feuilles comme le chou.

2. Si vous ne trouvez pas de produits issus de l'agriculture biologique, laissez vos ingrédients 30 secondes sous le jet d'eau froide d'un robinet, puis laissez tremper vos fruits et vos légumes 15 minutes dans de l'eau tiède additionnée de 10 % de vinaigre blanc. Vous réduirez ainsi de plus des 3/4 les pesticides, bactéries et autres cires recouvrant vos fruits et vos légumes.

3. Ajoutez le jus d'un citron ou d'un citron vert ainsi que quelques glaçons au contenant destiné à recevoir votre jus. Vous réduirez ainsi l'oxydation et améliorerez la rétention d'éléments nutritifs de vos jus.

4. Une fois vos ingrédients prêts à être extraits, alternez le passage d'ingrédients riches en eau avec ceux plus fibreux, qui soumettront votre extracteur à un plus grand effort. Par exemple commencez par les tomates puis passez ensuite aux carottes, afin de minimiser la chaleur générée par l'extracteur et obtenir plus de jus dans votre verre.

5. Dès que le jus est extrait, ne tardez pas et buvez-le immédiatement pour en apprécier toute la saveur mais aussi pour vous assurer qu'il contient encore tous ses nutriments. Le jus de citron vous permet de retarder l'oxydation.

CONCLUSION

Composez vos propres recettes de jus pour l'énergie. L'expérimentation est la partie la plus amusante de la production de jus de fruits et de légumes crus. Nous vous recommandons vivement de tester ces jus pour avoir de l'énergie pendant deux semaines, à raison d'un jus par jour. Soit le matin après le petit déjeuner ou avant de déjeuner, ou encore l'après-midi, lorsque vous rentrez du travail. Vous pouvez aussi le prendre à un autre moment de la journée, selon votre convenance. Le tout est de faire de cette consommation de jus une habitude quotidienne. Tous ceux qui réussissent à intégrer ce jus à leur alimentation quotidienne sont si satisfaits des résultats, ils expérimentent une telle amélioration de leur santé et de leur niveau d'énergie qu'ils ne reviennent jamais en arrière.

Toute l'équipe de www.perdreduventre.tv, de www.monateliersante.com est intéressée par vos expériences :
quels sont vos légumes préférés ?
Quelles autres recettes et astuces utilisez-vous pour avoir de l'énergie ?
Écrivez-nous nous à : oscar.valdemara@gmail.com faites-nous part de votre expérience.

Les meilleurs témoignages seront mis en avant sur le site et un tirage au sort portant sur tous les témoignages donnera lieu à un tirage au sort avec cadeaux !

Des jus pour avoir une peau parfaite

S i vous voulez améliorer l'aspect de votre peau, qu'elle soit lisse et sans défaut comme celle d'un bébé, arrêtez de jeter votre argent par les fenêtres en achetant des produits cosmétiques hors de prix.

Réfléchissez plutôt aux avantages que la consommation de jus de fruits et de légumes crus met à votre portée.

Les jus de fruit et de légumes crus fraîchement préparés peuvent avoir un effet remarquable sur le teint et la texture de la peau au fil du temps. Ce n'est pas une solution miracle, mais si vous désirez une peau parfaite, la seule solution durable est d'agir sur le fonctionnement profond de votre organisme et sur ce point, tout commence avec votre foie.

COMMENT LA PEAU EST-ELLE UN REFLET DE L'ÉTAT DE VOTRE FOIE

Le foie est un des organes essentiels à notre bon fonctionnement. Il cumule plus de 300 fonctions métaboliques critiques liées à l'élimination ou à la transformation de différentes substances qui circulent dans notre sang.
Avec les dizaines de milliers de substances chimiques qui polluent notre environnement, et les centaines de contaminants qui séjournent à un moment ou à un autre dans notre organisme de consommateur de pays développé, notre foie à fort à faire. Il travaille plus que jamais à essayer d'éliminer ce flux continu de produits chimiques et d'autres toxines. Débordé, notre foie va mettre notre peau à contribution pour accomplir son travail de détoxification.

C'est alors que notre peau, au lieu de recevoir les nutriments et de vitamines dont elle a besoin pour être au mieux, est bombardée de composés souvent toxiques.

Il ne faut pas s'étonner qu'en essayant de traiter ces substances étrangères, notre peau contracte des maladies inflammatoires comme la dermatite, l'eczéma, le psoriasis, l'acné de l'adulte, des taches et des éruptions cutanées. Dans le meilleur des cas, notre peau deviendra sèche et terne et souffrira d'un vieillissement prématuré.

Bien que d'autres causes puissent être à l'origine de nos problèmes de peau, comme les déséquilibres hormonaux, la plupart de ces problèmes connaîtraient une grand amélioration ou bien disparaitraient tout simplement, si notre foie retrouvait son bon fonctionnement et un environnement plus conforme à ses capacités.

Si le foie est la clé d'une peau parfaite, que faire ?

Les recettes sont connues : Boire plus d'eau, consommer moins d'aliments transformés, de plats préparés et d'alcool. Faire de l'exercice régulièrement. Tous ces conseils vous seront grandement bénéfiques, mais l'un des vrais moyens, l'un des plus efficaces pour améliorer la santé de votre foie est de boire chaque jour des jus de fruits et de légumes crus fraîchement extraits.

COMMENT LES JUS GUÉRISSENT VOTRE FOIE ET VOTRE PEAU

Les jus de fruits que vous trouvez dans le commerce ont déjà perdu la plupart de leurs nutriments et sont saturés de sucre ajouté. Un jus d'orange en bouteille peut comporter autant de sucres simples qu'une canette de Coca-Cola.

Boire des jus du commerce peut représenter une punition pour votre foie et n'est bon pour notre peau en aucune façon.

De plus, les jus de fruits et de légumes crus représentent pour nos foies des apports concentrés en nutriments. Les jus composés de carottes, de betteraves ou de pommes seront tous riches en antioxydants, en enzymes, en minéraux et en vitamines. Tous les éléments nécessaires au nettoyage cellulaire qui permet au foie de se régénérer et à la peau de guérir.

Les jus de fruits et de légumes crus fraîchement préparés sont les meilleurs alliés de la santé de notre peau.

Parmi les meilleurs ingrédients à sélectionner pour faire vos jus vous trouverez :

LES CAROTÉNOÏDES

Les caroténoïdes les plus connus sont l'alpha et le bêta-carotène que l'on trouvera en grande quantité dans les jus extraits de légumes comme les carottes, le chou frisé et le chou vert.

Ces antioxydants vont protéger notre peau de l'inflammation et de la dégradation du collagène. Cette dégradation est le processus qui produit les rides et d'autres signes du vieillissement de la peau.

LES PHYTONUTRIMENTS

Quand on parle de phytonutriments, on pense à la bétalaïne des betteraves, à la quercétine des pommes et aux glucosinolates des légumes crucifères et légumes verts à feuilles comme les brocolis ou les épinards. Les phytonutriments ont tous un effet rajeunissant sur les cellules du foie et participent à sa détoxification. En soulageant le foie, les phytonutriments réduisent la charge que ce dernier fait peser sur notre peau.

LES MINÉRAUX

Les minéraux sont tout aussi importants pour notre foie que pour la santé générale de notre peau. Il faut avoir à l'esprit que la plupart des aliments transformés et des plats préparés que vous trouvez dans les rayons de votre supermarché ont été dépouillés de leurs minéraux pendant leur fabrication. Beaucoup de ces produits transformés vont même lessiver notre organisme des minéraux qu'il contient. Une étude menée sur des rats soupçonne les sodas, acides et riches en sucre, d'agir comme des sangsues pour les minéraux de nos organismes.

A l'opposé, les jus de fruits et de légumes crus fraîchement extraits regorgent de potassium, de calcium, de magnésium, de sodium et de bien d'autres minéraux nécessaires au bon fonctionnement de nos foies.

Les jus fournissent également une grande variété d'oligo-éléments, notamment du fer, du sélénium, du manganèse, du cuivre et du zinc à nos organismes qui en tant besoin. Tous ces oligo-éléments vont nous être nécessaires pour faire retrouver à notre peau son aspect initial : lisse et sans taches.

LES VITAMINES

La vitamine C est primordiale pour qui aspire à avoir une peau parfaite. La vitamine C existe en quantité dans le brocoli, le chou frisé, l'ananas, le kiwi, la papaye, les fraises et tous les agrumes.

Sans un apport régulier en vitamine C, notre corps peut rencontrer des difficultés pour entretenir le collagène, une protéine fibrillaire conjonctive qui permet de conserver une peau douce et ferme.

Si elle persiste dans le temps, une carence en vitamine C va s'accompagner de ridules, de rides et d'autres signes du vieillissement accéléré de la peau.

La vitamine B, elle aussi, joue un grand rôle dans le maintien de la peau en bonne santé. Une carence en niacine ou plus particulièrement en vitamine B6 peut occasionner de grands dommages sur l'apparence de votre peau.

On peut dire que globalement, un jus de fruit et de légume crus est la meilleure manière qu'on connaisse d'obtenir des vitamines B.
Les légumes feuilles et les crucifères en particulier sont une bonne source de provitamine A, de vitamine D et de vitamine K. Ces vitamines sont liposolubles, ce qui signifie qu'il faut accompagner leur ingestion de graisses saines pour améliorer leur absorption.

Ajoutez à votre jus une cuillère à soupe d'huile d'avocat extra vierge pressée à froid. Cette huile contient des acides gras mono insaturés qui vont non seulement favoriser l'assimilation des vitamines liposolubles mais aussi participer à directement à la douceur de votre peau et à améliorer sa capacité rétention d'eau.

Les 10 des meilleurs fruits et légumes pour votre peau :

LES CAROTTES

Une véritable mine d'antioxydants, de vitamines et de minéraux. La plupart des gens qui ajoutent du jus de carottes à leur alimentation quotidienne remarquent très vite une amélioration de la douceur et de la texture de leur peau.

LES BETTERAVES

Le légume le plus efficace pour ce qui concerne le nettoyage du foie. Il est même possible qu'elles aident à régénérer les cellules du foie. Sur le long terme, ceux d'entre nous qui recherchent une solution pour obtenir une peau parfaite ne peuvent tout simplement pas ignorer l'état de leur foie. Boire du jus de betteraves crues fraîchement extrait est probablement la manière la plus simple pour guérir cet organe vital.

LE CÉLERI
Nettoyant, alcalinisant et détoxifie notre corps. Mais il est surtout riche en silice, un oligo-élément nécessaire à la beauté et la santé de la peau, des cheveux et des ongles.
Le chou Kale est un des légumes les plus riches d'un point de vue nutritionnel. Sa teneur en vitamines, en minéraux et en phytonutriments est hors-normes. Malheureusement, les centrifugeuses ne sont pas très efficaces quand il s'agit de faire du jus à partir de chou frisé et d'autres légumes-feuilles. Si vous souhaitez vous adjoindre les services du chou Kale, vous avez intérêt à vous équiper d'un extracteur de qualité afin d'obtenir la totalité de ses éléments nutritifs dans un simple verre. Votre peau vous en remerciera.

LE CONCOMBRE
Particulièrement hydratant et ce légume alcalinisant est parfait pour éliminer les toxines de nos organismes saturés. Il est riche en silice et en bien d'autres oligo-éléments qui vont participer à la réduction des risques d'inflammation de votre peau mais aussi améliorer sa douceur ainsi que la force de vos cheveux et de vos ongles.

L'ANANAS
Une source d'antioxydants sucrée et délicieuse, mais il contient aussi de la vitamine C, deux ingrédients parfait pour améliorer l'aspect de votre peau. Il est important de conserver le cœur de l'ananas lorsqu'on en extrait le jus. En effet, le cœur de l'ananas contient de la bromélaïne, une enzyme qui aide à dégrader les protéines non digérée. Cette aide précieuse que la bromélaïne va apporter au foie permettra d'éviter bien des problèmes de peau.

LES TOMATES
Les fruits et leur jus est riche en lycopène, un antioxydant efficace dès qu'il s'agit de protéger notre peau. Bénéfique également pour le fonctionnement du cœur, le jus de tomate est recommandé avant une longue exposition au soleil.

Il protégera aussi votre peau contre les dommages des rayons ultraviolets.

LA PAPAYE

Un concentré tropical de vitamine C, vitamine E, de lycopène, de bêta-carotène et de divers minéraux et oligo-éléments. Elle contient aussi une enzyme digestive appelée la papaïne, similaire à celle contenu dans les ananas, qui facilite la dégradation des protéines étrangères de type inflammatoire. La consommation de la papaye est hautement recommandée à ceux qui désirent avoir une peau douce et belle.

LE JUS DE CITRON

Pétrit de qualité, y compris parce qu'il facilite la digestion, la détoxification et l'élimination. Il fournit à notre organisme des minéraux alcalinisant et les antioxydants contenus dans la vitamine C ce qui a pour résultat de faciliter la digestion des graisses par le foie. A long terme, tous ces éléments vont améliorer l'état de votre peau mais le jus de citron va aussi offrir un bénéfice immédiat : il va retarder l'oxydation de nos jus de fruits et de légumes. IL va retarder en particulier la dégradation de jus fragiles comme le jus de pommes ou de concombres. Pressez tous simplement votre citron au presse-citron traditionnel et ajoutez le jus et quelques glaçons au récipient de votre extracteur. Cela va retarder la dégradation des enzymes et des autres éléments nutritifs contenus dans votre jus fraîchement extrait.

LA POMME

Un fruit extrêmement sain, riche en flavonoïdes antioxydants comme la quercétine, le kaempférol et la myricétine. Ces antioxydants vont non seulement améliorer l'aspect de notre peau, mais ils ont également été mis en avant dans des études pour leur action positive sur certains cancers de la peau. La pectine contenue dans les pommes va également contribuer à éliminer les toxines de votre foie. Incidemment, les pommes vont aussi permettre d'adoucir la saveur parfois puissamment végétale de nos jus. On devrait aussi évoquer le vinaigre de cidre, qui permet de nettoyer notre peau de l'extérieur et est bien plus efficace que les savons du commerce saturés de produits chimiques.

UNE PEAU SAINE GRÂCE AU JUS

Cela peut prendre un peu de temps, mais faire vous -même vos jus afin de soulager votre foie nourrir correctement votre organisme est l'un des meilleurs choix que vous pouvez faire pour votre peau.

Nous vous recommandons d'intégrer progressivement les jus de fruits et de légumes crus à votre alimentation quotidienne. Commencer par un jus, une fois par jour les deux première semaines. Il va vous falloir réussir à consacrer 15 minutes de votre journée à la confection de jus et en faire une habitude quotidienne. Vous trouverez votre rythme personnel plus tard, tout naturellement.

Le matin comme source d'énergie durable pour démarrer la journée ou en fin de journées après le travail pour éviter de grignoter avant le dîner, le jus de fruits et de légumes crus doit faire partie de votre quotidien.

Les jeûnes où des jus fraîchement préparés sont les seuls aliments consommés sont devenus un moyen à la mode de perdre du poids et de détoxifier les organismes.

Si vous optez pour ce type de programme, vous devez penser à minimiser les effets secondaires éventuels de la détoxification. Votre corps pourrait réagir violemment, en particulier si votre alimentation n'a été constituée jusqu'à ce jour que de plats préparés et d'aliments largement modifiés.

Votre corps, votre foie en particulier, vont se débarrasser des toxines emmagasinées et cela peut occasionner de la fatigue, des maux de tête et même une augmentation des éruptions cutanées.

Nous vous recommandons d'opter plutôt pour une augmentation lente et progressive des quantités de jus de fruits et de légumes crus que vous apporterez à votre alimentation. Vous pourrez ainsi éviter les éventuels effets secondaires indésirables.

Boire plus d'eau, pratiquer des exercices doux et manger plus de légumes vont aussi vous aider à éviter les problèmes de détoxification. Les recettes de jus pour la peau de ce guide vont également vous permettre d'améliorer l'état de votre peau.

Nous recommandons les mélanges de jus différents : plus les légumes et les fruits de vos jus seront différents et plus la gamme d'antioxydants, de vitamines et minéraux contenus dans le jus seront nombreux et donc bénéfiques.

Les jus de légumes seront plus efficaces que les jus de fruits et auront un impact plus important sur votre foie et votre peau. Encore une fois, les jus de fruits et de légumes ne sont pas une solution miracle. Il faudra du temps pour remplacer les cellules abimées de votre peau par d'autres cellules saines. Mais grâce à l'amélioration de la qualité des nutriments que vous allez mettre à la disposition de votre organisme, sur le long terme, les jus sont la meilleure solution de vous assurer une belle peau.

Toute l'équipe de www.perdreduventre.tv, de www.monateliersante.com est intéressée par vos expériences :
quels sont vos légumes préférés ?
Quelles autres recettes et astuces utilisez-vous pour avoir de l'énergie ?
Écrivez-nous nous à :
oscar.valdemara@gmail.com faites-nous part de votre expérience.

Les meilleurs témoignages seront mis en avant sur le site et un tirage au sort portant sur tous les témoignages donnera lieu à un tirage au sort avec cadeaux !

Des jus pour éviter et soulager les ulcères

Du jus de chou. Cela ne doit probablement pas vous faire penser à la meilleure boisson du monde, mais le jus de chou possède de nombreux bénéfices pour votre santé et c'est également un médicament puissant pour soulager ou éviter les ulcères de l'estomac.

LE JUS DE CHOU COMME TRAITEMENT DE L'ULCÈRE DE L'ESTOMAC

Le jus de chou est un remède de nos grand-mères pour soulager les ulcères gastroduodénaux. Mais il faut savoir que plusieurs études médicales ont démontrées que le jus de chou cru, administré quotidiennement à des patients souffrant d'ulcères, leur procurait un soulagement rapide des symptômes et que la durée des crises était plus courte que pour les patients qui avaient suivis une alimentation « classique » et des traitements pharmaceutiques.

Le jus de chou contient des substances puissantes comme la L-glutamine, la S-méthylméthionine, des glucosinolates et du géfarnate qui vont protéger les muqueuses de l'estomac et du tube digestif et les aider à guérir si nécessaire.

Le jus de chou est riche en glutamine, un acide aminé qui nourrit et répare la muqueuse gastro-intestinale et dont les effets sont considérés comme supérieurs aux antiacides gastriques d'action locale disponibles dans le commerce.

La S-méthylméthionine, parfois appelée vitamine U est présente en quantité notable dans le jus de chou frais. Cet élément est réputé pour son effet protecteur sur le foie, en particulier face aux dommages occasionnés par l'acétaminophène (le tylenol).

Les glucosinolates contenus dans le chou sont transformés en isothiocyanates (des anti-inflammatoires) par notre organisme. Ces composés contrôlent les bactéries Helicobacter pylori de nos estomacs, ces mêmes bactéries qui contribuent aux ulcères. C'est pourquoi un verre de jus de chou frais peut être particulièrement adapté pour éviter les ulcères.

Le jus de chou contient également du géfarnate, une substance réputée protéger la muqueuse de l'estomac. Le géfarnate a été isolé et est actuellement utilisé comme traitement pharmaceutique, mais vous pouvez en obtenir bien plus simplement en vous confectionnant un jus frais.

PRODUIRE DU JUS DE CHOU CRU

Comme la plupart des légumes-feuilles, votre jus de chou sera bien meilleur si vous avez un extracteur. La quantité de jus extraite sera supérieure et les nutriments contenus plus nombreux.

Le chou n'est habituellement pas le sujet de gros traitements pesticides, mais nous vous recommandons de tout de même le faire tremper dans de l'eau tiède additionné de 10 % de vinaigre blanc pendant 15 minutes avant de l'extraire. Pour bien faire, vous devriez même le rincer au préalable à l'eau froide pendant 30 secondes.

Enlever la base blanche de votre chou puis couper le en deux. Tailler des morceaux juste assez larges pour passer à par la cheminée de votre extracteur. Un demi-chou devrait être une quantité suffisante pour un jus de chou destiné à une ou deux personnes.

Nous préférons mélanger le jus de chou avec d'autres légumes car le goût du chou est puissant. Les carottes et le céleri sont recommandés pour améliorer les qualités digestives de cet ingrédient. N'hésitez pas à vous référez à nos recettes de Jus pour la santé du foie. Comme avec tous les jus, nous vous conseillons de boire vos jus le plus tôt possible après leur extraction, ceci afin d'en préserver tous les bienfaits.

Un demi-chou ou plus, idéalement avant chaque repas est un traitement efficace de l'ulcère gastroduodénal. Cela peut sembler un effort conséquent, mais ce n'est rien pour qui supporte les souffrances d'un ulcère.

Deux études différentes portant l'une sur l'utilisation de jus de chou et l'autre sur des traitements conventionnels pour lutter contre les ulcères gastriques estimaient respectivement le temps moyen de guérison à sept jours pour le jus de chou contre 42 jours pour les traitements classiques.

Si vous consommez le jus de chou à titre préventif ou comme un simple supplément alimentaire, consommer du jus de chou quelques fois dans la semaine pourrait être le bon régime.

Encore une fois, il est préférable de mélanger le jus de chou avec d'autres jus bénéfiques comme le jus de carotte ou de céleri. Votre foie trouvera probablement un bénéfice supplémentaire à vous voir consommer ce jus additionné d'eau, dans une proportion de 50 % eau, 50 % jus.

Conclusion : Persistez !

Réduire les impacts négatifs de notre vie moderne et minimiser les dommages cellulaires qui en résultent, voila une tache où les jus de fruits et de légumes ont un grand rôle à jouer.

Prenez votre temps mais surtout, persistez ! Votre corps est votre meilleur ami, il vous pardonnera vos excès et attendra longtemps avant de se manifester. Raison de plus pour prendre soin de lui en le nourrissant correctement. Les jus de fruits et de légumes crus confectionnés fraîchement seront votre meilleur allié dans cette tâche difficile et quotidienne. Ne l'oubliez pas.

Une évaluation sur le site où vous avez téléchargé ou commandé ce livre nous sera très utile pour diffuser ce message. Si vous avez aimé ce livre ou si vous l'avez tout simplement trouvé utile, n'hésitez pas à le faire savoir ! Nous serons heureux de recevoir vos commentaires ou tout simplement vos impressions et j'encourage ceux qui le veulent à entrer en contact avec moi directement.

Mon adresse e-mail est : oscar.valdemara@gmail.com

Merci de nous avoir confiance et bienvenue dans la grande famille de fabriquant de jus de Fruits et de Légumes.

Oscar Valdemara,
Fondateur *www.perdreduventre.tv*, de *www.monateliersante.com*

SOURCES BIBLIOGRAPHIQUES ET SUGGESTIONS DE LECTURES POUR ALLER PLUS LOIN

Bibliographie des jus pour améliorer et préserver votre vue

Food and Drug Administration. Qualified Health Claims : Letter of Denial - Xangold® Lutein Esters, Lutein, or Zeaxanthin and Reduced Risk of Age-related Macular Degeneration or Cataract Formation (Docket No. 2004Q-0180), 2005. www.fda.gov

Forget Dominique. Prochainement sur votre table. L'Actualité, 2009. www.lactualite.com

Huot Isabelle. *Antioxydants et santé oculaire - Quand la prévention passe par l'assiette.* L'actualité médicale, 2001.

National Library of Medicine (Ed). PubMed, *NCBI*. www.ncbi.nlm.nih.gov

The Natural Pharmacist (Ed). Natural Products Encyclopedia, Herbs & Supplements Lutein, *ConsumerLab.com*. www.consumerlab.com

Therapeutic Research Faculty (Ed). Lutein, *Natural Medicines Comprehensive Database.* www.naturaldatabase.com

USDA National Nutrient Database for Standard Reference, Release 21. *Lutein + zeaxanthine (mcg) Content of Selected Foods per common Measure, sorted by nutrient content.*

www.nal.usda.gov

USDA Nutrient Data Laboratory. Agricultural Research Service.
Zeaxanthin Content of Selected U.S. Foods 1998.

POUR ALLER PLUS LOIN DANS LES RAPPORTS ENTRE L' ALIMENTATION ET LA VUE

Mares-Perlman JA, Millen AE, *et al.*
The body of evidence to support a protective role for lutein and zeaxanthin in delaying chronic disease. Overview. J Nutr. 2002 Mar;132(3):518S-524S. Review. Texte integral : www.nutrition.org

Connor WE, Bezzerides E, *et al.*
The depletion of maternal stores of lutein and zeaxanthin during pregnancy and lactation. FASEB Jour. 2008. www.fasebj.org

Hankinson SE, Stampfer MJ, *et al.*
Nutrient intake and cataract extraction in women: a prospective study. BMJ. 1992.

Brown L, Rimm EB, *et al.*
A prospective study of carotenoid intake and risk of cataract extraction in US men. Am J Clin Nutr. 1999.

Chasan-Taber L, Willett WC, et al.
A prospective study of carotenoid and vitamin A intakes and risk of cataract extraction in US women. Am J Clin Nutr. 1999.

Lyle BJ, Mares-Perlman JA, et al.
Antioxidant intake and risk of incident age-related nuclear cataracts in the Beaver Dam Eye Study. Am J Epidemiol. 1999.

Associations between age-related nuclear cataract and lutein and zeaxanthin in the diet and serum in the Carotenoids in the Age-Related Eye Disease Study, an Ancillary Study of the Women's Health Initiative.
Moeller SM, Voland R, et al. CAREDS Study Group; Women's Health Initiative.
Arch Ophthalmol. 2008. archopht.ama-assn.org

Dietary carotenoids, vitamins C and E, and risk of cataract in women: a prospective study.
Christen WG, Liu S, et al. Arch Ophthalmol. 2008. archopht.ama-assn.org

Nutrition and the prevention of cataracts.
Fernandez MM, Afshari NA. Curr Opin Ophthalmol. 2008.

A randomised controlled trial investigating the effect of lutein and antioxidant dietary supplementation on visual function in healthy eyes.
Bartlett HE, Eperjesi F. Clin Nutr. 2008.

Food and Drug Administration. Qualified Health Claims : Letter of Denial - Xangold® Lutein Esters, Lutein, or Zeaxanthin and Reduced Risk of Age-related Macular Degeneration or Cataract Formation (Docket No. 2004Q-0180), 2005. www.fda.gov

Mozaffarieh M, Sacu S, Wedrich A.
The role of the carotenoids, lutein and zeaxanthin, in protecting against age-related macular degeneration: a review based on controversial evidence.
Nutr J. 2003. www.nutritionj.com

Dietary antioxidants and primary prevention of age related macular degeneration: systematic review and meta-analysis.
Chong EW, Wong TY, et al. BMJ. 2007. www.bmj.com

Prospective study of lutein/zeaxanthin intake and risk of age-related macular degeneration.
Cho E, Hankinson SE, et al. Am J Clin Nutr. 2008. www.ajcn.org

Dietary antioxidants and the long-term incidence of age-related macular degeneration: the Blue Mountains Eye Study. Tan JS, Wang JJ, et al. Ophthalmology. 2008.

Richer S, Stiles W, et al.
Double-masked, placebo-controlled, randomized trial of lutein and antioxidant supplementation in the intervention of atrophic age-related macular degeneration: the Veterans LAST study (Lutein Antioxidant Supplementation Trial). Optometry. 2004.

Olmedilla B, Granado F, et al.
Lutein, but not alpha-tocopherol, supplementation improves visual function in patients with age-related cataracts: a 2-y double-blind, placebo-controlled pilot study. Nutrition. 2003 Jan;19(1):21-4.

Effect of lutein and antioxidant dietary supplementation on contrast sensitivity in age-related macular disease: a randomized controlled trial.
Bartlett HE, Eperjesi F. Eur J Clin Nutr. 2007.

Lutein and zeaxanthin for macular degeneration.
Zhao L, Sweet BV. Am. J. Health Syst. Pharm., July 1, 2008.

Xanthophyll accumulation in the human retina during supplementation with lutein or zeaxanthin - the LUXEA (LUtein Xanthophyll Eye Accumulation) study.
Schalch W, Cohn W, et al. Arch Biochem Biophys. 2007.

*Influence of lutein supplementation on macular pigment, assessed with two objective techniques.*Berendschot TT, Goldbohm RA, et al. Invest Ophthalmol Vis Sci. 2000.
www.iovs.org

Plasma and macular responses to lutein supplement in subjects with and without age-related maculopathy: a pilot study.
Koh HH, Murray IJ, et al. Exp Eye Res. 2004.

Toniolo P, Van Kappel AL, et al.
Serum carotenoids and breast cancer. Am J Epidemiol. 2001. aje.oxfordjournals.org

Tamini RM, Hankinson SE, et al.
Plasma carotenoids, retinol and tocopherols and risk of breast cancer.
Am J Epidemiol. 2005. aje.oxfordjournals.org

Freudenheim JL, Marshall JR, et al.
Premenopausal breast cancer risk and intake of vegetables, fruits and related nutrients.
J Natl Cancer Inst. 1996.

Dietary carotenoids and the risk of invasive breast cancer.
Mignone LI, Giovannucci E, et al. Int J Cancer. 2009.

Dietary intake of carotenoids and retinol and endometrial cancer risk in an Italian case-control study. Pelucchi C, Dal Maso L, et al. Cancer Causes Control. 2008.

Dietary carotenoids and risk of lung cancer in a pooled analysis of seven cohort studies.
Männistö S, Smith-Warner SA, et al. Cancer Epidemiol Biomarkers Prev. 2004. cebp. aacrjournals.org

Carotenoids and the risk of developing lung cancer: a systematic review.
Gallicchio L, Boyd K,et al. Am J Clin Nutr. 2008.

Dietary carotenoids and risk of colorectal cancer in a pooled analysis of 11 cohort studies.
Männistö S, Yaun SS, et al. Am J Epidemiol. 2007. aje.oxfordjournals.org

Intake of the major carotenoids and the risk of epithelial ovarian cancer in a pooled analysis of 10 cohort studies. Koushik A, Hunter DJ, et al. Int J Cancer. 2006.

Long-term use of beta-carotene, retinol, lycopene, and lutein supplements and lung cancer risk: results from the VITamins And Lifestyle (VITAL) study.
Satia JA, Littman A, et al. J Am J Epidemiol. 2009.

Van den Berg H, van Vliet T.
Effect of simultaneous, single oral doses of beta-carotene with lutein or lycopene on the beta-carotene and retinyl ester responses in the triacylglycerol-rich lipoprotein fraction of men. Am J Clin Nutr 1998. www.ajcn.org

Kostic D, White WS, Olson JA.
Intestinal absorption, serum clearance, and interactions between lutein and beta-carotene when administered to human adults in separate or combined oral doses.
Am J Clin Nutr 1995.

Bibliographie des jus pour améliorer et préserver votre santé

SOURCES

Wu X, Beecher GR, Holden JM, Haytowitz DB, Gebhardt SE, Prior RL.
Lipophilic and hydrophilic antioxidant capacities of common foods in the United States.
J Agric Food Chem. 2004

Davalos A, Gomez-Cordoves C, Bartolome B.
Extending applicability of the oxygen radical absorbance capacity (ORAC-fluorescein) assay.
J Agric Food Chem. 2004

Etude SU.VI.MAX portant sur les effets des vitamines et minéraux antioxydants sur la prévention des maladies cardiaques chroniques et sur le cancer, diligentée par l'INSERM.

BIBLIOGRAPHIE

Santé Canada. Fichier canadien sur les éléments nutritifs, version 2005.

Tannahill Reay. Food in History, Three Rivers Press, États-Unis, 1988.
Toussaint-Samat Maguelonne.

Histoire naturelle et morale de la nourriture, Bordas, France, 1987.

Université de Montréal, département de biologie.
L'origine de l'agriculture. www.bio.umontreal.ca

POUR ALLER PLUS LOIN DANS LES RAPPORTS ENTRE ALIMENTATION ET SANTÉ

Bazzano LA, Serdula MK, Liu S. *Dietary intake of fruits and vegetables and risk of cardiovascular disease.* Curr Atheroscler Rep 2003.

Lampe JW.
Health effects of vegetables and fruit: assessing mechanisms of action in human experimental studies. Am J Clin Nutr 1999.

Willcox JK, Ash SL, Catignani GL.
Antioxidants and prevention of chronic disease. Crit Rev Food Sci Nutr 2004.

Halvorsen BL, Carlsen MH, et al.
Content of redox-active compounds (ie, antioxidants) in foods consumed in the United States. Am J Clin Nutr 2006.

Stahl W, Sies H.
Bioactivity and protective effects of natural carotenoids. Biochim Biophys Acta 2005

Larsen E, Christensen LP.
Simple saponification method for the quantitative determination of carotenoids in green vegetables. J Agric Food Chem 2005.

Simon JA.
Vitamin C and cardiovascular disease: a review. J Am Coll Nutr 1992.

Block G, Dietrich M, et al.
Factors associated with oxidative stress in human populations. Am J Epidemiol 2002.

Ikken Y, Morales P, et al.
Antimutagenic effect of fruit and vegetable ethanolic extracts against N-nitrosamines evaluated by the Ames test. J Agric Food Chem 1999.

Blowers L, Preston-Martin S, Mack WJ.
Dietary and other lifestyle factors of women with brain gliomas in Los Angeles County (California, USA). Cancer Causes Control 1997.

Bibliographie des jus pour avoir de l'énergie

BIBLIOGRAPHIE

Simon N. Young.
Clinical nutrition: 3. The fuzzy boundary between nutrition and psychopharmacology.
Canadian Medical Association Journal, 2002.

Bourre JM.
The role of nutritional factors on the structure and function of the brain: an update on dietary requirements. Rev Neurol (Paris). 2004.

Thibault L.
Nourrir son cerveau. Éd. de l'Homme, Canada, 2003.

POUR ALLER PLUS LOIN DANS LES RAPPORTS ENTRE ALIMENTATION ET L'ÉNERGIE

Kleinman RE, Hall S, et al.
Diet, breakfast, and academic performance in children. Ann Nutr Metab. 2002

Rampersaud GC, Pereira MA, et al.
Breakfast habits, nutritional status, body weight, and academic performance in children and adolescents. J Am Diet Assoc. 2005

Wesnes KA, Pincock C, et al.
Breakfast reduces declines in attention and memory over themorning in schoolchildren. Appetite. 2003

Gold PE.
Role of glucose in regulating the brain and cognition. Am J Clin Nutr. 1995 www.ajcn.org

Pollitt E, Cueto S, Jacoby ER.
Fasting and cognition in well- and undernourished schoolchildren: a review of three experimental studies. Am J Clin Nutr. 1998

Tanaka M, Mizuno K et al.
Relationships between dietary habits and the prevalence of fatigue in medical students. Nutrition. 2008

Birch LL, Davison KK.
Family environmental factors influencing the developing behavioral controls of food intake and childhood overweight. Pediatr Clin North Am. 2001

Keski-Rahkonen A, Kaprio J, et al.
Breakfast skipping and health-compromising behaviors in adolescents and adults. Eur J Clin Nutr. 2003

Craig A.
Acute effects of meals on perceptual and cognitive efficiency. Nutr Rev. 1986

Wurtman RJ, Wurtman JJ.
Brain serotonin, carbohydrate-craving, obesity and depression. Obes Res. 1995

Kanarek R.
Psychological effects of snacks and altered meal frequency. Br J Nutr. 1997

Smith A, Maben A, Brockman P.
Effects of evening meal and caffeine on cognitive performance, mood and cardiovascular functioning the following day. J Psychopharmacology 1993

Solfrizzi V, D'Introno A, et al.
Dietary fatty acids intake: possible role in cognitive decline and dementia.
Exp Gerontol. 2005

Solfrizzi V, Colacicco AM, et al.
Dietary intake of unsaturated fatty acids and age-related cognitive decline: a 8.5 year follow-up of the Italian Longitudinal Study on aging.
Neurobiol. Aging, 27 (2006)
Fotuhi M, Mohassel P, Yaffe K.

Fish consumption, long-chain omega-3 fatty acids and risk of cognitive decline or Alzheimer disease: a complex association. Nat Clin Pract Neurol. 2009

Robinson JG, Ijioma N, Harris W.
Omega-3 fatty acids and cognitive function in women. Womens Health (Lond Engl). 2010

Kang JH, Ascherio A, Grodstein F.
Fruit and vegetable consumption and cognitive decline in aging women. Ann Neurol. 2005

Andres-Lacueva C, Shukitt-Hale B, et al.
Anthocyanins in aged blueberry-fed rats are found centrally and may enhance memory.
Nutr Neurosci. 2005

Goyarzu P, Malin DH, et al.
Blueberry supplemented diet: effects on object recognition memory and nuclear factor-kappa B levels in aged rats. Nutr Neurosci. 2004

Malin DH, Lee DR et al.
Short-term blueberry-enriched diet prevents and reverses object recognition memory loss in aging rats. Nutrition. 2011

Stampfer MJ, Kang JH, et al.
Effects of moderate alcohol consumption on cognitive function in women.
N Engl J Med. 2005

Espeland MA, Gu L, et al.
Association between reported alcohol intake and cognition: results from the Women's Health Initiative Memory Study. Am J Epidemiol. 2005

Anstey KJ, Mack HA, Cherbuin N.
Alcohol consumption as a risk factor for dementia and cognitive decline: meta-analysis of prospective studies.
Am J Geriatr Psychiatry. 2009

Peters R, Peters J, Warner J, Beckett N, Bulpitt C.
Alcohol, dementia and cognitive decline in the elderly: a systematic review.
Age Ageing. 2008 Sep;37(5):505-12. Epub 2008

Calvaresi E, Bryan J.
B vitamins, cognition, and aging: a review.
J Gerontol B Psychol Sci Soc Sci. 2001 Nov;56(6):P327-39.

Bryan J, Calvaresi E.
Associations between dietary intake of folate and vitamins B-12 and B-6 and self-reported cognitive function and psychological well-being in Australian men and women in midlife. J Nutr Health Aging. 2004

Camfield DA, Owen L, Scholey AB, Pipingas A, Stough C.
Dairy constituents and neurocognitive health in ageing. Br J Nutr. 2011

Tangney CC, Kwasny MJ, et al.
Adherence to a Mediterranean-type dietary pattern and cognitive decline in a community population. Am J Clin Nutr. 2011

Scarmeas N, Stern Y et al.
Mediterranean diet and mild cognitive impairment.
Arch Neurol. 2009

Haskell CF, Kennedy DO, et al.
Cognitive and mood improvements of caffeine in habitual consumers and habitual non-consumers of caffeine.
Psychopharmacology (Berl).
2005 Jun;179(4):813-25. Epub 2005

Durlach PJ.
The effects of a low dose of caffeine on cognitive performance.
Psychopharmacology(Berl). 1998

Jarvis MJ.
Does caffeine intake enhance absolute levels of cognitive performance?
Psychopharmacology (Berl). 1993

Hindmarch I, Quinlan PT, et al.
The effects of black tea and other beverages on aspects of cognition and psychomotor performance.
Psychopharmacology (Berl). 1998

Luchsinger JA, Mayeux R.
Dietary factors and Alzheimer's disease.
Lancet Neurol. 2004

11. Wu X, Beecher GR, et al.
Lipophilic and hydrophilic antioxidant capacities of common foods in the United States.
J Agric Food Chem. 2004

Mishra S, Mishra M, Seth P, Sharma SK.
Tetrahydrocurcumin confers protection against amyloid β-induced toxicity.
Neuroreport. 2010

Bibliographie des jus pour avoir une peau parfaite

RÉFÉRENCES

Purba MB et al. Skin wrinkling.
Can food make a difference? J Am Coll Nutr 2001

Stahl W et al.
Antioxidant activity of carotenoids.
Mol Aspects Med 2003. Sties H et al.

Nutritional protection against skin damage from sunlight.
Annu Rev Nutr 2004

Stahl W et al.
Lycopene rich products and dietary protection. Photochem Photobiol Sci 2006

Rafat S et al.
Impact of oral vitamine E supplementation on oxydative stress and lipid peroxydation in patients with polymorphous light eruption.
Indian J Med Res 2006

Ichihashi M et al.
UV induced skin damage 2003. Toxicology 2003

Berger MM.
Can oxydative stress be traited nutrionnally ? Clin Nutr 2005

POUR ALLER PLUS LOIN DANS LES RAPPORTS ENTRE ALIMENTATION ET LA BEAUTÉ DE LA PEAU

American Academy of Dermatology Association. DermPractice Info.
Guidelines of Care for Photoaging/Photodamage. www.aadassociation.org

Kang S, Fisher GJ, Voorhees JJ.
Photoaging: pathogenesis, prevention, and treatment. Clin Geriatr Med. 2001.

Suarat JH.
Skin, sun and vitamin A: from aging to cancer. J Dermatol. 2001

Wang Z, Boudjelal M, et al.
Ultraviolet irradiation of human skin causes functional vitamin A deficiency, preventable by all-trans retinoic acid pre-treatment. Nat Med. 1999

Varani J, Warner RL, et al.
Vitamin A antagonize decreased cell growth and elevated collagen-degrading matrix metalloproteinases and stimulates collagen accumulation in naturally aged human skin. J Invest Dermatol. 2000

Fluhr JW, Vienne MP, et al.
Tolerance profile of retinol, retinaldehyde and retinoic acid under maximized and long-term clinical conditions. Dermatology. 1999

Katiyar SK, Bergamo BM, et al.
Green tea polyphenols: DNA photodamage and photoimmunology.
J Photochem Photobiol B. 2001

Fitzpatrick RE, Rostan EF.
Double-blind, half-face study comparing topical vitamin C and vehicle for rejuvenation of photodamage. Dermatol Surg. 2002

Nusgens BV, Humbert P, et al.
Topically applied vitamin C enhances the mRNA level of collagens I and III, their processing enzymes and tissue inhibitor of matrix metalloproteinase 1 in the human dermis. J Invest Dermatol. 2001

Baulieu EE, Thomas G, et al.
Dehydroepiandrosterone (DHEA), DHEA sulfate, and aging. Contribution of the DHEAge study to a sociobiomedical issue. Proc Natl Acad Sci USA 2000

Fuchs J.
Potentials and limitations of the natural antioxidants RRR-alpha-tocopherol, L-ascorbic acid and beta-carotene in cutaneous photoprotection. Free Radic Biol Med. 1998.

INDEX

INDEX

www.ingramcontent.com/pod-product-compliance
Lightning Source LLC
Chambersburg PA
CBHW072140270326
41931CB00010B/1821